Die mediterrane Küche

Abnehmen, gesund kochen und Ihre Herz-Kreislauf-Gesundheit durch die richtige Ernährung fördern. Wie Sie die Mittelmeer-Diät genießen und überraschend einfach Gewicht verlieren

Jacopo Bianchi

Inhaltsverzeichnis

Einleitung

Dieses Buch gibt Ihnen eine Anleitung dazu, wie Sie eine der faszinierendsten Diäten der Welt durchführen können. Es handelt sich dabei um die mediterrane Diät, die auch unter den häufig verwendeten Alternativbezeichnungen Mittelmeer-Ernährung und Kreta-Diät bekannt ist. Die mediterrane Kost ist sowohl zu Diätzwecken als auch als dauerhafte Form der Ernährung geeignet. Was die Faszination rund um diese Ernährungsform ausmacht, ist der pure Genuss, den man mit ihr verbindet.

Diät und Genuss?

Falls es Ihnen seltsam erscheint, dass diese beiden Begriffe im selben Satz erscheinen, habe ich vollstes Verständnis. Schließlich geht es in einer Vielzahl der herkömmlichen Diäten darum, Einbußen in Kauf zu nehmen, die teilweise weitreichende Grenzen bei der Lebensmittelauswahl setzen. So entsteht ein radikaler Einschnitt in die bisherigen Essgewohnheiten, den viele Personen als eine Qual oder gar als Selbstkasteiung empfinden. Die wenigen Diäten wiederum, die Freiräume gönnen, sind meistens unwirksam oder ungesund. Doch tatsächlich gelingt es der Mittelmeer-Kost, Freiräume und eine wirksame sowie gesunde Diät miteinander zu verbinden. Was dabei herauskommt, ist eine Diät, die durch hochwertige und frische Lebensmittel sowie das eine oder andere Gläschen Rotwein in Sachen Genuss neue Maßstäbe setzt. Dies bedeutet für Sie: Sie haben den Schlüssel in der Hand, um Ihre Ziele auf einem denkbar bequemen Weg zu erreichen. Kohlenhydrate sind erlaubt, Alkohol in gewissen Produkten und gesunden Maßen ist erlaubt, und kalorienhaltige Lebensmittel sind ebenfalls erlaubt. Die mediterrane Diät hat sogar das Potenzial, Ihnen eine noch bessere Vorstellung von Genuss zu vermitteln als Sie sie bisher haben.

Hat die Diät einen Haken?

Natürlich hat die Diät Haken, sogar mehrere. Doch diese Haken grenzen Sie weitaus weniger ein als es der Großteil der Haken in sonstigen Diäten tut. Sie werden im Laufe des Buches die Haken kennenlernen und positiv überrascht sein, wie *entspannt* eine mediterrane Diät verläuft.

Stichwort „entspannt": Die Mittelmeer-Ernährung hat eine eigene Philosophie!

Was darüber hinaus die Mittelmeer-Ernährung wahrlich einzigartig macht, und Ihnen einen großen Mehrwert verschafft, ist die Lebensphilosophie, die eng mit der Umsetzung der mediterranen Diät verwoben ist. Italiens La Dolce Vita und die spanische Siesta kommen nicht von ungefähr: Es sind Teile eines ganz eigenen Lebensstils, den die verschiedenen Mittelmeerregionen ausleben und lieben. Neben

Italien und Spanien findet man auch in bestimmten Regionen Portugals und Frankreichs, über Nordafrika bis hin nach Kroatien und in die Türkei, gewisse Lebensweisen, die ein entspanntes und genussreiches, durch Gesellschaft und Familie geprägtes Leben ermöglichen. Die mediterrane Ernährung ist Teil dieses gelassenen Lebensstils, den auch Sie im Rahmen der Ernährungsumstellung erleben werden. Seien Sie bereit: Dieser entspannte Lebensstil wird Ihnen ein völlig neues Lebensgefühl vermitteln, sobald Sie ihn mit der Mittelmeer-Ernährung Stück für Stück verinnerlichen, und er wird Sie über die Diät hinaus beim Erreichen Ihrer Ziele unterstützen!

Sie möchten entspannt und für den Stress des Alltags gewappnet sein?

Ihnen ist es wichtig, Lust auf Unternehmungen zu haben und diese ungehindert durchführen zu können?

Sie wünschen sich, mit Ihrer dank der Diät hinzugewonnen Attraktivität selbstbewusst aufzutreten?

Auch Ihr Ehepartner und Ihre Kinder sollen von Ihrer Wandlung und von dem neuen Speiseplan profitieren? Romantische Abende mit dem Ehepartner und ein gesundes Erwachsenwerden sollen ermöglicht werden?

Sie wünschen sich häufiger gesellige Abende, an denen in der Runde genossen und das Leben gefeiert wird?

Dann seien Sie herzlich willkommen in der *Dolce Vita*! Dieses Buch erklärt Ihnen im ersten Kapitel die Besonderheiten der mediterranen Ernährung im Detail und geht dabei anhand wohl ausgewählter Studien auf die zahlreichen beeindruckenden gesundheitlichen Vorteile der Mittelmeer-Ernährung ein. Als Nächstes werden Sie im umfangreichen zweiten Kapitel auf eine kleine Zeitreise geschickt, um den Ursprung und den Grund für die Entstehung der mediterranen Kost kennenzulernen. Den Großteil des zweiten Kapitels werden jedoch die wichtigen Hinweise zum Diätkonzept ausmachen, die Ihnen die einzigartigen und vielfältigen Lebensmittel sowie die verschiedenen mediterranen Küchen vorstellen. In Kapitel 3 warten Tipps auf Sie, wie Sie über die Ernährung hinaus die Menschen für gesellige Abende zusammenbringen, Freiräume im schnelllebigen und von Pflichten überfüllten Alltag gewinnen und Ihre Lebensweise zukünftig entspannter gestalten. Kapitel 4 stattet Sie mit dem notwendigen Wissen über Diäten aus, damit Sie den letzten Feinschliff für die Umsetzung der mediterranen Kost erhalten. Das letzte Kapitel schließlich rundet mit den Rezepten den Praxisbezug ab und markiert den Beginn Ihrer Diät. Mit dem Schlusswort erhalten Sie dann noch ein paar Anreize zur Fortsetzung Ihrer neu gewonnenen Lebensqualität. Es wurden nun genug Anreize in Aussicht gestellt. Nun ist die Zeit gekommen, Ihre Chancen wahrzunehmen. Die Zeit der gescheiterten Diäten und Diätqualen ist mit der mediterranen Kost vorbei. Hier liegt Ihre Gelegenheit, für die Sie sich nur noch einmal einen Ruck geben müssen. Gescheiterte Diäten hin oder her: Hier sind Sie richtig. Einmal einen Ruck geben, und schon wird Sie das mediterrane Flair in seinen Bann ziehen und Ihre Begeisterung entfachen!

Viel Spaß und Erfolg!

Was die mediterrane Diät so besonders macht

Vorbei sind all die Diäten, die enge Grenzen setzen und eine bescheidene Auswahl verschiedener Lebensmittel zur Verfügung stellen. Denn mit der Mittelmeer-Ernährung kommen unkonventionelle Regeln in die Küche, was dem Ziel der Gewichtsreduktion allerdings keineswegs im Wege steht. Ganz im Gegenteil sogar: Die mediterrane Diät ermöglicht es, eine der spektakulärsten und wirkungsvollsten Diäten durchzuführen, die es derzeit gibt – eine Diät, die Genussmitteln wie Rotwein einen Platz einräumt und auf eine Frische bei den Lebensmitteln setzt, die ihresgleichen sucht. Dadurch bleiben Ihnen die negativen Effekte erspart, die sich im Rahmen vieler Diäten ergeben, nämlich die Verzweiflung ob der Eintönigkeit und die Selbstkasteiung aufgrund der vielen Entbehrungen, die leider häufig zu einer Aufgabe der Diät führen. So schalten die Freiräume und das besondere Flair der Mittelmeer-Ernährung ein Durchhaltevermögen und eine Konsequenz frei, die eine erfolgreiche Diät wahrscheinlicher machen. Letzten Endes liegt es bei Ihnen, was Sie aus den Perspektiven machen – aber die Perspektiven im Rahmen der mediterranen Diät sind grandios und schaffen einen Mehrwert, der über die bloße Diät hinausgeht.

Der absolute Genuss im Vordergrund

Betrachten wir zunächst den Aspekt der mediterranen Ernährung, den wohl die wenigsten Personen mit einer Diät assoziieren: Den Genuss.

Die Mittelmeer-Ernährung bringt Ihnen während einer Diät knackiges Gemüse, lieblichen Rotwein und würzigen Frischkäse an einen Tisch, was im Rahmen herkömmlicher Diäten schwer vorstellbar ist. Doch es gelingt der mediterranen Diät eindrucksvoll, den Genuss sicherzustellen, ohne gegen die Grundprinzipien einer Diät zur Gewichtsreduktion zu verstoßen. Dabei werden Grenzen aufgehoben, Entspannung herbeigeführt und selbst die höchsten Ansprüche zufriedenstellend abgedeckt.

Vielfalt & Aufhebung von Grenzen

Wie konkret sich die Vielfalt bei der Mittelmeer-Ernährung in der Auswahl der Lebensmittel niederschlägt, werden Sie ausführlich im nächsten Kapitel feststellen, wenn Sie die Ernährungsform unter praktischen Gesichtspunkten vorgestellt bekommen. Dennoch soll bereits in diesem Kapitel mit den Besonderheiten der mediterranen Diät ein Eindruck davon vermittelt werden, wie weit die Grenzen, die andere Diäten ziehen, aufgehoben werden:

- Alkohol ist in Maßen erlaubt
- Kohlenhydrate sind erlaubt
- Kalorienreiche Lebensmittel sind gestattet

Grundsätzlich soll an dieser Stelle kein Alkoholkonsum propagiert werden. Es sei klargestellt, dass Alkohol ein Genussmittel ist, über dessen gesundheitlich förderliche Wirkung bei geringen sowie hohen Mengen zu streiten ist. Während hohe Mengen unbestreitbar bei regelmäßigem Konsum Suchtgefahren und andere gesundheitliche Probleme mit sich bringen, ist insbesondere beim Wein – hier allem voran dem Rotwein – durchaus von ernährungsphysiologisch wertvollen Inhaltsstoffen zu sprechen, die dem Körper Gutes tun. Die mediterrane Diät öffnet diesem Potenzial des Rotweins die Pforten und liefert dadurch dem Genussmittel Alkohol die Chance, genussvolle Akzente zu setzen.

Die Kohlenhydrat-Verbote bzw. Begrenzungen für die Kohlenhydratzufuhr, die insbesondere im Kontext neuer Ernährungsformen (z. B. Low Carb, Ketogene Ernährung) zu finden sind, haben in der Mittelmeer-Ernährung keinerlei Relevanz. Hier werden von Reis über Kartoffeln bis hin zu den verschiedensten Getreideprodukten die vielen kohlenhydrathaltigen Lebensmittel Teil einer einzigartigen Vielfalt auf dem Speiseplan.

Hinweis!

Zweifelsohne haben Diäten, die sich auf eine Limitierung der Kohlenhydrate konzentrieren, ihre Daseinsberechtigung und sollen an dieser Stelle nicht schlechtgeredet werden. Dennoch wirken sie – den gesundheitlichen Vorteilen und der Effizienz im Rahmen einer Gewichtsabnahme zum Trotz – für viele Personen von vornherein abschreckend oder begünstigen einen frühzeitigen Abbruch aufgrund der starken Grenzen, die sie auferlegen. Dementsprechend ist die Mittelmeer-Ernährung für Freunde des Genusses und der Barrierefreiheit in Sachen Lebensmittelauswahl die naheliegendste Option.

Eine weitere Besonderheit der Mittelmeer-Ernährung ist die Inklusion kalorienreicher Lebensmittel. Zweifelsohne handelt es sich dabei ausschließlich um Lebensmittel, die der Gesundheit positiv zutragen, wie es beispielsweise bei Nüssen und Ölen der Fall ist. Herkömmliche Diäten schaffen an dieser Stelle jedoch zum Teil Hindernisse, indem sie zwar den gesundheitlichen Mehrwert dieser Lebensmittel loben, jedoch aufgrund des hohen Kaloriengehalts Einschränkungen für den Konsum auferlegen. Die Mittelmeer-Ernährung mag vielleicht an einigen Stellen Kompromisse eingehen, bietet aber den

Lebensmitteln, welche gesundheitlichen Mehrwert beinhalten, die Chance zu deren Entfaltung im Speiseplan. So wird beispielsweise das Olivenöl trotz hohen Kaloriengehalts zu einem der Hauptbestandteile der mediterranen Ernährung, was der Gewichtsreduktion keineswegs im Wege steht, stattdessen aber zusätzlich gesundheitliche Vorteile bietet.

Die mediterrane Diät ist letzten Endes ein Ausdruck an Vielfalt auf und neben dem Speiseplan, welcher herkömmliche und eingrenzende Diät-Auflagen in den Schatten stellt, um Platz für ein neues Lebensgefühl zu schaffen.

Ein einzigartiges Flair, gepaart mit Leichtigkeit und Entspannung

Sich mediterran zu ernähren, geht im Idealfall mit einer Umstellung des Lebensstils einher. Sie haben dieses Buch erworben und sollen nun auch das erhalten, was einer jeden Person zusteht, die mit der Hoffnung auf verbesserte Lebensqualität zu einem Buch greift: Eine umfangreiche Erklärung und Anleitung, die über die Ernährung auch den Alltag ein Stück weit verändert.

Sie haben vielleicht auch Träume wie z. B.

- Erreichen eines Wunschgewichts
- Veränderung der eigenen Figur
- Mehr Selbstbewusstsein
- Zusätzliche Freiräume bei der Kleidungsauswahl und Freizeitgestaltung

Was auch immer es ist: Allein durch eine gelungene Diät und das Erreichen des Wunschgewichts werden Sie nicht automatisch im Geschäft zur neuen, selbstbewussten und körperbetonten Kleidung greifen, denn es hat sich eine andere Gewohnheit eingeschlichen: Die Gewohnheit, sich zurückzuhalten und ganz bescheiden im Hintergrund zu agieren. Es ist also neben der Diät eine Umstellung der Denkweise nötig. Genau das liefert Ihnen die Mittelmeer-Ernährung.

Haben Sie dabei keine Angst, sich komplett umkrempeln zu lassen! Sie werden nach wie vor authentisch und Sie selbst sein, doch im Zuge der Mittelmeer-Diät ein neues Ich entdecken: Entspannter, leichter, sorgenfreier und selbstbewusster. Sie werden die *Ars Vivendi-Kunst des Lebens*, kennenlernen, welche die italienisch-mediterrane Lebensweise ausmacht. *La Dolce far niente* sowie *Das süße Nichtstun* oder die spanisch-mediterrane *Siesta* zur Erholung! *Essen wie Gott in Frankreich* als Leitspruch der berühmten französischen *Haute Cuisine* wird zur Realität! Während Sie noch vom französischen Abendessen träumen, werden aus dem Orient bereits die Düfte extravaganter Gewürze und Kräuter aufsteigen und Sie morgens empfangen, wenn Sie entspannt und in Wohlbefinden aufwachen. Die türkischen *Meze* als Vorspeisen werden jede Hauptspeise gebührend einleiten und gleichzeitig mahnen: Genuss geht über Kalorienzählen!

Genau dies ist die Lehre, die Sie aus der Mittelmeer-Ernährung ziehen werden: Es geht um Aufmerksamkeit für den Moment, der uns den Genuss liefert. Dies sorgt für Entspannung und Leichtigkeit, die uns über die Ernährung hinweg auch im Alltag beflügelt. La Dolce Vita folgt eben ganz einfachen Prinzipien. Die einzige Bedingung ist, dass Sie sich auf das Experiment einlassen.

Selbst die höchsten Ansprüche werden berücksichtigt

Wissen Sie, was *„La Dolce Vita"* bedeutet? Im Grunde genommen heißt es *Luxuriöses Leben*. Doch wie passte diese Wortkombination zum Sinnbild des italienischen Lebensstils in Dörfern und auf dem Lande? Im Grunde genommen ist dies unmöglich, handelt es sich doch bei den meisten Dörfern nicht um sonderlich reiche Ortschaften. Doch Armut lässt sich auf mehreren Ebenen betrachten: Mögen die europäischen Stadtmenschen vielleicht unter monetären Gesichtspunkten reicher und mit der neuesten technischen Ausstattung ausgerüstet sein, so entdecken Personen im Mittelmeerraum ihren Reichtum eher im Speiseplan und dem Lebensstil an sich. Entspannung, Festlichkeiten in engsten Kreisen und ein scheinbar nie zu Ende gehender Lebensmittelvorrat sind die Zeichen eines luxuriösen Lebens, das sich in den schnelllebigen Großstädten Mitteleuropas nur selten ergibt.

Sollten Sie gewisse Formen von Luxus gewohnt sein und hohe Ansprüche haben, dann erschließt sich Ihnen durch die Mittelmeer-Ernährung die Chance, diese hohen Ansprüche und Ihr Bewusstsein für Luxus auf der Ebene der Ernährung zu realisieren. Denn die mediterrane Ernährung mag alle möglichen Qualitäten und Vorzüge bieten, doch aus den vielen Dingen sticht ganz besonders das Bewusstsein für die Auswahl hochqualitativer und frischer Lebensmittel hervor.

Dementsprechend schlagen Sie mit der mediterranen Ernährung einen Weg ein, der Ihnen in Sachen Ernährung das Beste vom Besten liefert.

Mittelmeer-Diät in Bezug auf verschiedene Krankheiten

Zu den Besonderheiten der mediterranen Ernährung zählt neben dem Genuss zugleich deren großes Potenzial im Hinblick auf die Therapie verschiedenster Krankheiten und Beschwerden. An dieser Stelle sei darauf hingewiesen, dass keinerlei Garantien ausgesprochen werden können, was den gesundheitlichen Mehrwert der mediterranen Diät angeht. Zudem ist bei schwerwiegenden gesundheitlichen Problemen und/oder Beschwerden der Gang zum Arzt immer noch die erste Wahl. Aber trotzdem lassen sich einige Aussagen mit Sicherheit treffen:

- Die im Rahmen der Mittelmeer-Ernährung vorgesehenen Lebensmittel sind nach heutigen wissenschaftlichen Erkenntnissen als der Gesundheit absolut zuträglich zu bezeichnen.
- Einzelne Studien beweisen immer wieder aufs Neue einen fürs Herz-/Kreislaufsystem schützenden (koronarprotektiven) Effekt bei der Umstellung auf eine mediterrane Kost.
- Der Gehalt an gesundheitlich wichtigen Mikronährstoffen (z. B. Vitamine, Mineralstoffe, Spurenelemente) der vorgesehenen Lebensmittel für die Mittelmeer-Diät fällt hoch aus.

So kristallisiert sich heraus, dass eine Mittelmeer-Ernährung ein hohes Potenzial hat, bei gesundheitlichen Beschwerden zu helfen und Krankheiten sogar vorzubeugen.

Im Einsatz gegen Herz-/Kreislauf-Erkrankungen populär

Besonders berühmt – und fast schon ein Paradebeispiel für den gesundheitlichen Nutzen der Ernährungsform – sind die potenziell positiven Auswirkungen der Mittelmeer-Ernährung auf das Herz-/Kreislaufsystem. Die Lyon-Diet-Heart-Studie führte ein Ernährungsexperiment durch, welches ergab, dass sich nach vier Jahren Praxis der mediterranen Kost die Herzgesundheit von Personen, die bereits einen Herzinfarkt in ihrem Leben erlitten hatten, verbessert hatte. Die Studienteilnehmer, die zur Risikogruppe gehörten, konnten ihre Cholesterin-Werte bei der mediterranen Diät im Vergleich zu einer westlichen klassischen Diät beträchtlich senken. Hierbei ist zu erwähnen, dass eine Hälfte der Studienteilnehmer anstelle der mediterranen eine typisch westliche Diät durchführte, um eine Vergleichsbasis zu haben.

Besondere Wirkung auf das Cholesterin

Den meisten Personen ist unbekannt, dass Cholesterin per se nichts Schlechtes ist. Ständig wird von hohen Cholesterinwerten in Zusammenhang mit gesundheitlichen Risiken gesprochen, wobei es allerdings zwei verschiedene Arten des Cholesterins gibt: das HDL- und das LDL-Cholesterin. Letzteres schadet der Gesundheit, ersteres fördert sie. Die Stärke der Mittelmeer-Ernährung besteht darin, dass sie durch die Lebensmittel mit einem hohen Gehalt an gesundheitlich vorteilhaften ungesättigten Fettsäuren – insbesondere das Olivenöl gehört dazu – die LDL-Cholesterinwerte senkt und reichlich HDL-Cholesterin zur Verfügung stellt. Dieses HDL-Cholesterin kommt u. a. der wichtigen Aufgabe nach, das in den Gefäßen abgelagerte LDL-Cholesterin an sich zu binden und zur Leber zu transportieren, wo es in Gallensäuren umgewandelt und schlussendlich über den Darm ausgeschieden wird (vgl. Frohn, 2012: S. 28).

Die 7-Länder-Studie: Erschreckend und beeindruckend zugleich

Erschreckend ist an der 7-Länder-Studie, wie hoch die Sterberaten aufgrund koronarer Erkrankungen in unseren Breitengraden (Mittel- und Nordeuropa) sind. Als beeindruckend wiederum erweist sich, wie gering die Sterberaten durch Erkrankungen der Herzgefäße in den Mittelmeerregionen sind. Eine

7-Länder-Studie, die die Popularität der Mittelmeer-Ernährung immens gefördert hat, spiegelt dies in beeindruckenden Zahlen wider:

- Sterbefälle aufgrund Koronarer Herzerkrankung in den Mittelmeer-Ländern in einem Zeitraum von 15 Jahren (bezogen auf 10.000 Einwohner): 331
- Sterbefälle aufgrund Koronarer Herzerkrankung in Nordeuropa in einem Zeitraum von 15 Jahren (bezogen auf 10.000 Einwohner): Über 1.000
- Spezielles Beispiel mit Bezug auf Kreta und Finnland: Hier lag die Sterbequote aufgrund Koronarer Herzerkrankungen bei 1:100

Es zeigt sich somit, dass Erkrankungen der Herzgefäße in den Mittelmeerregionen weitaus seltener auftreten als im Norden oder in der Mitte Europas. Ein Zusammenhang mit der Ernährung ist naheliegend, wenngleich auch der tendenziell entspanntere Lebensstil in Mittelmeernationen einen zusätzlichen positiven Beitrag leisten wird.

Krebs-Diät: Wie viel Hoffnung darf man sich machen?

Vereinzelt auch als Krebs-Diät bezeichnet, liefert die Mittelmeer-Kost auch Effekte, die bei der Bekämpfung von Krebs unterstützend wirken können. Hierzu existiert eine interessante Studie von Miguel Martínez-González und seinem Team von der Universität von Navarra in Pamplona. Als interessant erweist sich die Studie, weil sie ursprünglich zum Ziel hatte, die Wirkung der Mittelmeer-Ernährung zur Prävention von Schlaganfällen, Herzinfarkten und Herz-Kreislauf-Todesfällen zu untersuchen. Dabei stellte sich heraus, dass die Mittelmeer-Diät ein präventives Potenzial gegen Brustkrebs aufweist. Allerdings sind die Zahlen zu gering für ein ausreichendes Signifikanzniveau. Eine Wirksamkeit gegen Krebs ist somit nicht ausreichend nachgewiesen. Aber es fällt auf, dass zudem im Rahmen der Lyon-Heart-Studie zur mediterranen Ernährung, die bereits erwähnt wurde, ein Potenzial dieser Ernährungsform zur Senkung des Krebsrisikos festgestellt wurde. Zwei Indizien legen also eine potenzielle antikanzerogene Wirkung – also gegen den Krebs – nahe.

Geben wir dem Sachverhalt eine faire Chance, indem wir ihn unter logischen Gesichtspunkten betrachten. Dabei fällt auf, dass die im Rahmen einer mediterranen Kost eingesetzten Lebensmittel zahlreiche Antioxidantien sowie weitere Stoffe enthalten, die das Krebsrisiko nachweislich senken. Des Weiteren strebt eine Diät die Reduktion des Körpergewichts an, wobei ein Normalgewicht automatisch zur Senkung von Krebsrisiken führt. Dementsprechend lässt sich schlussfolgern, dass die Mittelmeer-Ernährung mehr als so manch andere Ernährungsform in der Lage ist, vorbeugend gegen Krebs zu wirken. Ob sie tatsächlich präventiv wirkt, hängt letzten Endes von der Qualität sowie der Konsequenz der Umsetzung und anderen individuellen gesundheitlichen Faktoren ab.

Wussten Sie schon?

Wahrlich spektakulär dürfte es an dieser Stelle werden: Es wurde festgestellt, dass die Mediterrane Ernährung die Telomere verlängert. Bei den Telomeren handelt es sich um Sequenzen unserer DNA, also unserer Gene. Kürzere Telomere werden mit einer geringeren Lebenserwartung in Verbindung gebracht, längere Telomere weisen auf eine lange Lebensdauer hin. Dies ist selbstverständlich nur ein Messwert, da die Lebensdauer noch von diversen weiteren Faktoren abhängig ist. Nichtsdestotrotz haben die mit der mediterranen Kost in den Speiseplan gebrachten Lebensmittel somit das Potenzial, den Alterungsprozess zu verzögern und die Wahrscheinlichkeit von Alterskrankheiten zu senken. Da Krebs aus Genmutationen entsteht, darf an dieser Stelle sogar die Vermutung in den Raum geworfen werden, die Verlängerung der Telomere halte die DNA stabil und vermeide Genmutationen.

Eine Stärkung für die Knochen?

An dieser Stelle greifen wieder die Erkenntnisse der Studie der Universität Navarra in Pamplona, die auch als PREDIMED-Studie bekannt ist. Ebenso hat zudem die Ärztin Dr. Amy Jennings aus Norwich mit ihrem Team eine Studie durchgeführt, die, ebenso wie die PREDIMED-Studie, die Mittelmeer-Ernährung mit einer Stärkung der Knochen assoziiert. Speziell im Falle von Jennings und ihrem Team wurden bei 54 Patienten Verbesserungen der Knochendichte am Oberschenkelhals festgestellt. Bei der PREDIMED-Studie wiederum wurde ein Anstieg der Osteocalcin-Konzentrationen sowie der Menge anderer für die Knochenbildung wichtiger Stoffe festgestellt.

Letzten Endes lässt sich, wie bei allen gesundheitlichen Aspekten, aber auch hier keine Garantie für irgendeine Wirkung aussprechen. Sind beispielsweise Krankheiten bereits zu weit fortgeschritten, werden bestimmte Medikamente eingenommen oder sollten andere hindernde Faktoren im Wege stehen, ist es möglich, dass die Mittelmeer-Ernährung sogar keine Wirkung zeigt.

ALLERDINGS: Bei gesunden Menschen und im Falle vieler Erkrankter erweist sich die Mittelmeer-Ernährung als hilfreich. Aus diesem Grund ist eine Ernährungsumstellung in Richtung der mediterranen Kost durchaus nahezulegen, sofern ein gesünderes Leben und eine Gewichtsreduktion anvisiert werden.

Tradition erfährt eine Wiedergeburt!

Vieles, wofür die mediterrane Ernährung steht, ist im Laufe der Zeit in Vergessenheit geraten. Zwar leben die Mittelmeer-Regionen nach wie vor – den Studien und deren Ergebnissen zufolge – im Hinblick auf zahlreiche Erkrankungen bzw. der Wahrscheinlichkeit auf eine Erkrankung gesünder, doch haben sich die Zahlen im Laufe der letzten Jahrzehnte negativ entwickelt. Als mutmaßliche Gründe hierfür sind die

Digitalisierung mit ihren steigenden Anforderungen zu nennen sowie die Schnelllebigkeit der heutigen Welt, die in vielen Regionen Einzug hält:

- Fernseher, Smartphone und andere Geräte beschäftigen uns rund um die Uhr und lenken ab
- Zunahme der Verfügbarkeit von Fertigprodukten und geringere Wertlegung auf frisches Essen
- Mangel an Zeit für die Zubereitung von Speisen

Somit wird auf das, was früher Tradition war – in Ruhe und mit möglichst hoher Qualität zu essen, sowie sich Freiräume und Entspannung gönnen – heutzutage kein großer Wert mehr gelegt. Davon werden ebenso Regionen erfasst, die früher eben diese Tradition pflegten. Den negativen Entwicklungen zum Trotz ist der mediterrane Lifestyle noch nicht ausgestorben, denn es gibt sie: die Regionen, in denen La Dolce Vita gepflegt, Siesta gehalten sowie einem entspannten Lebensstil gefolgt wird. Sie haben nun die Chance, die damit einhergehenden Vorzüge für sich zu entdecken!

Dabei wird Ihnen nichts aufgezwungen, da Sie entscheiden dürfen, inwiefern Sie neben der Ernährung Ihr Leben „entspannter" gestalten wollen. Doch es zeigt sich, dass bereits leichte Änderungen guttun, Lust auf mehr machen und die Tradition zumindest im Ansatz wiederauferstehen lassen. Erkennen Sie also die Philosophie hinter der Mittelmehr-Ernährung und lernen Sie, wie sich diese in den Rezepten niederschlägt.

Philosophie hinter der Mittelmeer-Ernährung

Die Philosophie hinter der Mittelmeer-Ernährung ist nicht klar zu benennen. Denn die mediterrane Kost ergab sich nie aus einer Philosophie heraus, vielmehr wurde sie Teil einer bestehenden Philosophie bzw. prägte diese: Die Philosophie des Genusses und der Leichtigkeit. Hierbei darf der Begriff „Genuss" jedoch weitgefasst gedeutet werden:

- Essen genießen
- Freiräume genießen
- Gesellschaft genießen

In Mittelmeer-Regionen sind Runden in großer Gesellschaft üblich, sodass selten allein gegessen wird. Natürlich bestehen in den nördlicheren Regionen andere Gewohnheiten. Dennoch bereichert es die Umsetzung dieser Diät enorm, wenn Sie versuchen, möglichst viele gemeinsame Abende mit Essen, anregenden Gesprächen und im Idealfall bei viel Frischluft für absolutes Wohlbefinden zu organisieren. So kommt selbst in kälteren Jahreszeiten ein sonniges Gemüt bei Ihnen auf. Dies ist ein Teil der Philosophie hinter der Mittelmeer-Ernährung: Durch Gesellschaft und somit soziale Faktoren steigt der Genuss.

Darüber hinaus ist der Aspekt der Freiräume essenziell für die Philosophie: Die klassische spanische *Siesta* verliert zunehmend ihren Geist, selbst in Spanien. Immer weniger Personen nehmen sich Auszeit für die Mittagsruhe, wobei bereits eine halbe Stunde ein großer Balsam für den Geist wäre: Einfach mal die Gedanken ordnen – und vor allem dem Körper die Chance geben, das Essen zu verdauen. Hauchen Sie im Rahmen Ihrer Praxis zumindest hin und wieder der Siesta das alte Leben ein und gönnen Sie sich eine Auszeit von allem, was Ihnen auf dem Gemüt liegt. Diesen Ansätzen wird wissenschaftlich nachgegangen, sodass es sogar mittlerweile Untersuchungsergebnisse gibt, die den Mehrwert der Siesta für die Gehirnaktivität erwähnen. Haben Sie Kinder, dann bitten Sie doch den Partner, sich um diese zu kümmern, oder halten Sie die Siesta während der Schulstunden der Kinder. Wege zur Umsetzung finden sich meistens, zumindest einmal in der Woche oder alle zwei Wochen.

Wussten Sie schon?

Siesta bedeutet tatsächlich nur eine Stunde Mittagsschlaf. Früher war es in Spanien weit verbreitet, dass Läden von 14 bis 17 Uhr geschlossen wurden, um in Ruhe zu Mittag zu essen und diese eine Stunde Mittagsschlaf abzuhalten. Der „spanische" Mittag begann dann nach 17 Uhr und dauerte bis 21 Uhr oder folgte ähnlichen, leicht abgewandelten, zeitlichen Modellen. Daher rührt auch das in Spanien populäre aktive Nachtleben: Hier beginnen die Abende eben erst bedeutend später. Mittlerweile wird jedoch immer weniger Raum für die Siesta in Spanien geschaffen. Während es in großen Unternehmen undenkbar ist, ziehen immer mehr kleinere und mittlere Unternehmen nach und schaffen die Siesta ab. Ebenso schwenken die bis dato etablierten Essgewohnheiten mit mediterraner Kost in Spanien mit der Zeit zunehmend in Richtung des mitteleuropäischen Speiseplans um – geprägt von Fast Food.

Alles in allem erhalten Sie durch die Philosophie der Mittelmeer-Ernährung viele Freiräume, sodass Sie die Philosophie im Rahmen Ihrer Möglichkeiten neu definieren können. Dennoch sei gesagt, dass Sie nur durch eine Verinnerlichung der Philosophie die Zeit und Kraft gewinnen werden, die Rezepte adäquat in die Tat umzusetzen und daraus einzigartige Gerichte im Stil der mediterranen Diät zu kreieren.

Erster Einblick in die Rezeptwelt

Um Sie ein Stück weit geschmacklich einzustimmen, werden in diesem Abschnitt einige Infos zu den Rezepten in der mediterranen Ernährung preisgegeben. Dabei handelt es sich allerdings noch um keine konkreten Rezepte, und die einzelnen Lebensmittel werden Ihnen noch nicht ausführlich vorgestellt. Es geht lediglich darum, dass Sie einen Einblick in die Gruppierungen bekommen und somit bereits die Vorfreude geweckt wird. Die einzelnen und genauen Präsentationen der Lebensmittel kommen erst später, ebenso die Rezepte am Ende des Buches.

Das kleine 1x1 der mediterranen Warenkunde

Beginnen wir mit einem Blick auf die Warenkunde, welche Ihnen die Gruppierungen der verwendeten Zutaten vorstellt. Hier gibt es folgende Gruppen, auf die sich nun ein separater Blick lohnt (vgl. Lingen Verlag, 2005; S. 14 ff):

- Kräuter
- Gewürze
- Reis- und Teigwaren
- Spezialitäten

Frische Kräuter verleihen den Gerichten die besondere Note. Besonders reizvoll ist die Auswahl, die die mediterrane Küche ermöglicht. So finden neben bereits hierzulande häufig verwendeten – z. B. Basilikum, Dill, Koriander, Petersilie – auch komplett neue Kräuter den Weg in die Küche, beispielsweise Salbei, Lavendel und Lorbeer.

Über Kräuter hinausgehend, gewinnen die Gewürze eine große Bedeutung: Ein Koch bzw. eine Köchin ist nur so gut wie die Anzahl der verschiedenen Gewürze es erlaubt. Die mediterranen Gewürze werden Sie zum besten Koch bzw. der besten Köchin machen! Bisher eventuell eher selten verwendete Gewürze wie Kurkuma, Kardamom, Kreuzkümmel, Muskatnuss und Safran werden in Ihrer Küche einen festen Platz haben. Des Weiteren werden Ihnen die bereits weitläufig bekannten Gewürze – z.B. Zimt, Fenchelsamen, Bärlauch – in mutigeren Kombinationen ein neues Geschmackserlebnis bereiten.

Reis- und Teigwaren erfahren in der Mittelmeer-Ernährung eine neue Definition. Haben Sie bereits den Filot- und den Yufka-Teig kennengelernt? Ersterer stammt aus Griechenland, zweiterer aus der Türkei. Sie beide sind im Rahmen pikanter Gerichte sehr beliebt, eignen sich aber ebenso zur Verarbeitung in Desserts. Der Risotto-Reis wiederum nimmt beim Garprozess eine hohe Menge an Wasser auf und sorgt für eine cremige Konsistenz bei den Lebensmitteln. Zum Einsatz dieser und ähnlicher Reis- und Teigwaren inspiriert Sie die mediterrane Diät.

Was die Spezialitäten angeht: Von saftigen und leicht säuerlichen Granatäpfeln über Käsespezialitäten aus Frankreich, Italien und Griechenland bis hin zu scharfen Gewürzpasten und ernährungsphysiologisch wertvollen Pinienkernen sowie Nüssen ist reichlich dabei. Besonders interessant ist hier auch das Wasser: Mit Orangenblütenwasser und Rosenwasser kehren neue Süßungsmittel für Desserts und Speisen ein, die ohne die Nachteile des Zuckers auskommen.

Hinweis!

Seien Sie an dieser Stelle beruhigt, was den Erwerb der verschiedenen, teils exotischen Lebensmittel, angeht. Der Großteil der Zutaten ist bereits im gewöhnlichen Supermarkt erhältlich. Sollte es dennoch bei einem Rezept extravagant werden, dann finden Sie in nahezu jeder Großstadt und auch in vielen Kleinstädten spezialisierte, ausländische Lebensmittelverkäufer. Darüber hinaus können Sie sich mit einer Anschaffung übers Internet bereits im Voraus für einige Wochen mit speziellen Teigsorten oder Gewürzen versorgen. Die am Ende dieses Buches vorgestellten Rezepte arbeiten ohnehin nur mit Produkten, die Sie recht einfach finden sollten. Filot- und Yufka-Teig-Rezepte müssen Sie in Eigenregie suchen, falls dies Ihr Interesse weckt.

Besonders wichtige Lebensmittel bei der mediterranen Kost

Die Mittelmeer-Ernährung setzt einige Lebensmittel in der Prioritätenliste ganz weit nach oben. Daraus ergibt sich der hohe gesundheitliche Mehrwert. Denn bei diesen Lebensmitteln handelt es sich um jene, die zahlreiche für die Gesundheit elementare Inhaltsstoffe vorzuweisen haben. Drei dieser Lebensmittel seien hier kurz erwähnt und mit einigen Worten beschrieben – genauere Infos wird es im Folgekapitel geben:

- Olivenöl
- Fisch
- Käse

Hinweis!

Sollten Ihnen einige dieser Lebensmittel nicht zusagen, was beispielsweise bei Vegetariern auf den Fisch zutreffen kann, dann ist dies selbstverständlich nicht das Ende der mediterranen Diät. Es gibt reichlich Rezepte, die auch ohne diese Lebensmittel auskommen. Aber grundsätzlich sind diese Lebensmittel vorzuziehen.

Olivenöl

Olivenöl wurde bereits vor Jahrtausenden von Homer, dem bekannten Dichter der Antike, gelobt. Als flüssiges Gold bezeichnete er Olivenöl seinerzeit und scheint damit durchaus die richtige Formulierung gefunden zu haben. Denn Olivenöl strotzt nur so vor Vitaminen, Mineralstoffen und Spurenelementen. Außerdem nennenswert: Der signifikante Gehalt an Phenolen, welche die Elastizität der Blutgefäße fördern (vgl. Frohn, 2012: S. 16f).

Fisch

Neben dem Olivenöl ist Fisch ein hochwertiger Eiweißlieferant. Zudem enthalten fettreiche Fische wertvolle Fettsäuren, die für ein funktionierendes Herz-/Kreislaufsystem äußerst vorteilhaft sind. Zusätzlich sind einige Fischarten wertvolle Jodquellen:

- Schellfisch
- Seelachs
- Kabeljau
- Rotbarsch
- Makrele

Jod ist wichtig für eine einwandfreie Funktion der Schilddrüse. In Deutschland hat sich die Jodzufuhr in den letzten Jahren verbessert, sodass es nicht mehr den Ländern mit Jodmangel zuzuordnen ist. Dennoch fällt die durchschnittliche Zufuhr unterhalb des für die Gesundheit angeratenen Richtwerts.

Käse

Renate Kissel widmet allein dem Ziegen- und Schafskäse innerhalb der Mittelmeer-Diät ein komplettes Buch mit dem vielsagenden Titel *Ziegen- und Schafskäse – Die mediterrane Genießerküche* (2003). Auch hier blitzt es wieder durch: „Die Genießerküche"! Und genau diesen Genuss vermehrt der Einsatz von Käse, den es mittlerweile in einer beeindruckenden Vielzahl an Sorten gibt. Des Weiteren hat Käse – um auf die Überschrift des Unterkapitels zurückzukommen – eine sehr lange Tradition. Tausende von Jahre zieht sich die beeindruckende Geschichte des Käse durch die verschiedensten Winkel der Welt. Was der Mittelmeer-Diät in Sachen Käse in die Hände spielt: Es existieren schier unerschöpfliche Kombinationsmöglichkeiten mit den verschiedenen Gerichten. Auch die Kombination aus Käse und Wein ist auf vielfache Weise möglich (vgl. Kissel, 2003: S. 14):

- Wein und Käse aus der gleichen Region passen perfekt zueinander
- Portwein und Sherry harmonieren mit Blauschimmelkäse wie Roquefort ausgezeichnet
- Fruchtige Rotweine ergänzen sich optimal mit Hartkäse

Globale Praxis

Der Beurteilung der globalen Praxis kann man sich auf verschiedenen Wegen annähern. Nähern wir uns der heutigen Situation anhand eines Vergleichs mit der jahrzehntelangen Tradition an, so zeigt sich, dass die Mittelmeer-Ernährung einiges an Qualität eingebüßt hat. Dies ist primär zwei großen Einflüssen geschuldet, die sich allerdings ebenso an jedem anderen Ort in der Welt bemerkbar machen: Globalisierung und Digitalisierung. Im Zuge der Globalisierung kamen immer mehr Marktgiganten aus dem Bereich der Ernährung auf und etablierten ihren Sitz in einer Vielzahl von Mittelmeerregionen. So blieb auch Italien beispielsweise nicht von McDonald's verschont. Neben der Globalisierung wirkte und wirkt sich die Digitalisierung entscheidend auf den Ablauf des Alltags aus, der von mehr Ablenkungen geprägt ist. Vermutlich wird sich dieser Trend noch verstärken.

Die Erfahrung zeigt, dass überall dort, wo

- das Meer und die Pflanzen quasi vor der Haustüre warten
- ein Gang zu Fast-Food-Restaurants nicht lohnt oder unmöglich ist
- die eigenen sozialen und geschmacklichen Ansprüche hoch geblieben sind

die Mittelmeer-Ernährung in ihrer traditionellen Form noch erhalten ist und weiterlebt. Dass die soeben genannten Bedingungen in einer zunehmend geringeren Zahl von Regionen vorhanden sind, illustriert jedoch, wie die Tradition schrittweise in Vergessenheit gerät. Sie jedoch haben die Möglichkeit, die Tradition für sich persönlich wiederzubeleben! Starten Sie mit den Anleitungen der Folgekapitel durch und erlangen Sie eine neue Lebensqualität, die Ihnen auch im Nachhinein noch lange Zeit dabei helfen wird, Ihre Wünsche und Träume Realität werden zu lassen.

Zusammenfassung: Die Diät einer ganz anderen Art

Bei der mediterranen Diät werden einige der geltenden Diät-Gesetze auf den Kopf gestellt, um einen traditionellen und vielfältigen Genuss zu ermöglichen. Dabei wirkt sich die Ernährungsumstellung auch auf andere Bereiche Ihres Lebens aus. Auf diesem Wege ermöglicht sie Ihnen den Zugewinn einer Leichtigkeit, Unbekümmertheit, Entspannung und sogar eines Selbstbewusstseins, von dem Sie nach der Diät bei der Realisierung Ihrer Wünsche und Träume profitieren werden. Der absolute Genuss bringt bei alledem sogar unleugbare gesundheitliche Vorteile mit sich, die das Potenzial haben, bei ernsten Erkrankungen zu helfen oder als präventives Mittel zu wirken. Leider – wie sich angesichts des großen Mehrwerts für Körper und Geist berechtigterweise urteilen lässt – begünstigt der Wandel der Zeit den zunehmenden Verlust dieser Ernährungsform und des mit ihr verbundenen Lebensstils. Selbst in Teilen der Mittelmeerregionen wird sie weniger konsequent praktiziert. Umso überzeugter sind allerdings die Wissenschaft und die Medizin davon, was den gesundheitlichen Nutzen der mediterranen Diät angeht. An Ihnen liegt es nun mit den weiteren Inhalten dieses Buches die Mittelmeerdiät in Ihr Leben Einzug halten zu lassen.

Mediterrane Diät: Zeitreise und Grundprinzipien

Dieses Kapitel führt Sie strukturiert durch die Geschichte der mediterranen Kost, um Sie in dieses besondere Lebensgefühl eintauchen zu lassen und Ihnen eine adäquate Erklärung dafür zu bieten, wieso diese Ernährungsform ist, wie sie ist: Reich an Genüssen, Gesellschaft, Lockerheit und Entspannung. Tauchen Sie in die Welt der Mittelmeer-Ernährung ein und lernen Sie dabei wichtige Grundprinzipien kennen. Erhalten Sie zugleich einen Einblick in die Tradition der einzelnen Mittelmeerküchen, die sich in der Auswahl der Lebensmittel zum Teil unterscheiden und zur enormen Vielfalt der Mittelmeer-Diät einen entscheidenden Beitrag leisten.

Die Grundlagen: Alternative Bezeichnungen, Herkunftsländer und zeitgemäßer Kontext

Wir schreiben die 50er Jahre: In Marseille, einer französischen Stadt am Mittelmeer, durchziehen fröhliche Farben wie knalliges Rot die Außenfassaden der Gebäude. In den Häusern findet man Möbel mit abstrakten Formen und Menschen, die einander kennen und täglich begegnen, weil es ein Ritual ist. Wenn der Duft frisch gebackenen Meeresfisches aufzieht und schallendes Gelächter aus den Bars dringt, in denen die Menschen nach einem Arbeitstag das Beisammensein genießen, sind dies die ganz normalen 50er Jahre in Marseille.

Weiter südlich, in Spanien zur Sommerzeit, ist das Arbeiten auf dem Lande unerträglich. Es ist aber eine humane Epoche, die dem Landwirt Pedro die Auszeit gönnt, die er braucht: Zur Mittagszeit geht er nach Hause, isst mit seinen Kindern und seiner Frau zu Mittag und legt sich für eine Stunde schlafen. Danach sind die Schotten dicht, bis es am späten Abend wieder zur Arbeit geht. Um 22 Uhr dann – überall ist Feierabend – versammeln sie sich alle: Freunde, Familie, Bekannte. Bis kurz vor Mitternacht tollen die Kinder auf den Straßen herum und die Erwachsenen gehen ihrem Zeitvertreib nach. Spaniens Straßen sind zu dieser Zeit belebter denn je.

Die Italiener halten es etwas moderater, stehen den Spaniern jedoch in Sachen Gemeinschaft in keinerlei Hinsicht nach: Unter der Sonne der Toskana werden ganz eigene Geschichten eines Gemeinschaftsgefühls geschrieben, in denen Alt auf Alt und Jung auf Jung treffen. Während die Männer mit

Macho-Sprüchen die Frauen umgarnen und es aufgrund purer Lebenslust nur eine Frage der Zeit ist, bis die anfängliche Distanz bricht, schwelgen die älteren Personen in Erinnerungen an vergangene Zeiten; doch sie verbringen die Zeit gemeinsam und machen jeden Abend in gesellschaftlicher Runde zu einem Erlebnis.

Häufig wird die Mittelmeer-Diät auch Kreta-Diät genannt. Denn Kreta ist Sinnbild all dessen, wofür die mediterrane Kost steht. Die griechische Insel hat auf den ersten Blick nicht viel zu bieten: Schmale, weiße Straßen durchziehen die Stadt. Verfallene Häuser vermitteln den Eindruck von Armut. Die Kalderinis, kleine Eselspfade, dienen als wichtige Verbindung zwischen einzelnen Dörfern und lassen vereinsamte Wanderer die Ruhe genießen. Doch wer hinter die Kulissen blickt, entdeckt den puren Reichtum der Insel:

- Achtzigjährige Damen laufen wie junge Mädchen voller Lebensfreude umher, weil Knochen, Herz und Kopf gesund sind.
- Regelmäßige Tauffeste für Kinder sowie diverse private Zusammenkünfte vereinen Leute verschiedensten Alters.
- Die Tradition wird von allen gelebt, weswegen sogar Kinder die griechischen Tänze schon perfekt beherrschen.
- Schwierige Ereignisse und Arbeiten, wie die Olivenernte, bringen die Familien zusammen.

Was auf dem Tisch landet, ist die pure Frische. Da es sonst keinerlei Optionen für eine Nahrungsmittelbeschaffung gibt, werden die zu Hause verfügbaren Lebensmittel genutzt. Diese bieten allerdings alles, was man braucht: Vom Olivenöl über Meeresfisch bis hin zum Raki (ja, richtig: Raki und nicht Ouzo in Griechenland!). Aus der Schnapsbrennerei wird erneut ein Familienereignis gemacht. Sie alle sind beisammen – immer – und feiern die kleinen Genüsse des Lebens.

Weiter unten ist Alexandria in Ägypten die Metropole Nordafrikas: Das „Paris des Mittelmeeres", eine künftige kosmopolitische Stadt, die die Identität Ägyptens von Grund auf verändert und das Land in der Zukunft zu einem Aushängeschild Nordafrikas macht. Dass die Dinge sich heute gewandelt haben, wissen wir bestens: Überbevölkerung durch Migration sowie Armut – von den ehemaligen Prachtbauten bröckelt der Putz. Doch wir sind nicht im Heute. Wir sind in den 50er Jahren. Und da sind es Prachtbauten mit Verzierungen und wundervollen, gar kunstvollen Fassaden. Die Menschen sind anders, und vor allem hat die Stadt weniger Einwohner. Sie leben ein einfaches Leben, aber ein schönes. Altbauten mit sechs Meter hohen Decken spenden Luft und Licht. In den Gärten machen Bananenstauden und zwitschernde Vögel die Pracht der Natur perfekt. Mehr braucht man nicht, mehr will niemand. Der Reichtum der Jahrtausende alten Geschichte ist vor den Türen und zum Greifen nah. Wenn die Sonne durch die Fenster der Kolonialhäuser hereinfällt und einen Ausblick auf die Pflanzenpracht und die Ehrfurcht gebietenden Bauten gewährt, ist für die Einwohner der Sinn des Lebens erfüllt.

Im Nahen Osten wiederum schallen tagtäglich die Rufe der Muezzins durch die Städte und Dörfer. Man geht in völliger Ruhe den Pflichtgebeten und den Pflichten des Alltags nach, wird jeder Person in dem Wissen gerecht, das Richtige zu tun. Zwischendurch hält man sich von der Sonne fern, es wird gearbeitet oder gespielt. Die Männer gehen der körperlichen Arbeit nach, die Frauen sorgen daheim für Ordnung. Was heutzutage nach der Benachteiligung einzelner Geschlechter klingt und in mehreren Nationen verpönt ist, war in damaligen Zeiten in der Türkei und in vielen anderen Ländern der Welt die Norm. Am Abend allerdings sind sie alle beisammen, und es gibt keine Trennung der Geschlechter mehr. Sie alle lachen gemeinsam, essen gemeinsam, teilen denselben Glauben und genießen die kulinarischen Wunder des Mittelmeeres, die von exotischem Gemüse wie Okra über eine Vielfalt frischer Fische bis hin zu kalten Antipasti reichen. An der Olivenriviera stoßen die Familien mit ihrem Kräuterschnaps an und schicken Grüße nach Lesbos, der griechischen Insel, die bei guten Witterungsverhältnissen vom Strand aus zu sehen ist. Sie streiten sich mit den Griechen seit geraumer Zeit, wer wohl die meisten Vorspeisen aufzubieten habe. Die Griechen stehen bei 50 verschiedenen, die Türken bei 500. Probleme und Konflikte, die mit Spaß ausgetragen werden und in Wirklichkeit keine sind. Kaum vergleichbar mit der heutigen Zeit…

Ursprung aus Armut und Alternativlosigkeit, Verwirklichung in einer der gesündesten Nahrungsformen

Doch Tatsache ist, dass wir in der heutigen Zeit leben. Andere Arten von Problemen prägen den Alltag und das, was uns scheinbar Reichtum bringen sollte, hat den Reichtum nur auf bestimmten Ebenen erbracht. Zwar soll jedem die Interpretation des Wortes Reichtum und Lebenserfüllung selbst überlassen sein, doch in Zeiten, in denen Essen hauptsächlich aus Packungen kommt oder in Imbissen in Minutenschnelle zubereitet wird, ist die Qualität wesentlich gemindert. In den 50er Jahren – und auch früher – waren diese Qualität und eine hohe Wertschätzung der Lebensmittel vorhanden, wie es heutzutage kaum vorstellbar ist. Man spricht im Zusammenhang mit der Mittelmeer-Ernährung häufig von den 50er Jahren, weil dies der Beginn der wissenschaftlichen Studien bezüglich der mediterranen Kost war. Die Sieben-Länder-Studie von Ancel Keys nahm Kreta genauestens unter die Lupe. Es folgte die Betrachtung weiterer Länder, u. a. auch durch die WHO (Weltgesundheitsorganisation), welche die Mittelmeer-Ernährung noch genauer betrachtete.

Dabei zeigt die Geschichte wahrlich eindeutig, dass die Leute ein einfaches Leben führten und von dem lebten, was sie in die Hände bekommen konnten. Tatsächlich war es so, während die Industrienationen Fast-Food-Ketten, Limonaden und andere „Genüsse" entwickelten. Doch was aus der Armut der Mittelmeer-Regionen entsprang, war eine Ernährungsform, die von Natürlichkeit und Frische nur so strotzte. Produkte mit zugesetztem Zucker sowie Fast-Food waren nicht da, also wurden sie nicht gegessen. So kam es – aus Gründen der Mittellosigkeit, wenn man dies so bezeichnen mag – zur Entstehung einer der gesündesten Ernährungsformen, was sich bis heute nachweisen lässt. Heute ist das Angebot an dieser Frische in den Mittelmeer-Regionen nach wie vor vorhanden, doch führen die parallel immer häufiger auftauchenden Fast-Food-Ketten dazu, dass die Wahl zwischen gesunder Ernährung und Fast Food häufiger zu Gunsten schlechterer Ernährung ausfällt. So nimmt die Tradition nach und nach ab, und globale Erkrankungen werden selbst in den Mittelmeer-Regionen eine häufigere Erscheinung.

Doch jeder ist seines eigenen Glückes Schmied. Einer Umsetzung steht nämlich per se nichts im Wege – nur unsere Entscheidung.

Grundprinzipien: Wie lässt sich die Mittelmeer-Diät heute umsetzen?

Sollten Sie sich für die Mittelmeer-Diät entscheiden, dann ist dies sehr zu begrüßen. Sie lassen sich auf eine einzigartige Erfahrung ein, die mit dem Erreichen Ihrer Ziele und eindeutigem gesundheitlichen Mehrwert einhergeht. Nun gehen wir deswegen einen Schritt tiefer in die Grundprinzipien hinein und wagen – den Lebensstil sowie den zeitlichen historischen Kontext ausklammernd – die ersten Schritte zur Umsetzung. Dabei erhalten Sie Infos zu den folgenden drei Faktoren, die eine hochwertige Mittelmeer-Ernährung ausmachen:

- Lebensmittelauswahl
- Frische
- Lebensmittelzubereitung

Lebensmittelauswahl: Kaum Grenzen, stattdessen enorme Vielfalt

Die mediterrane Kost setzt in Sachen Lebensmittelauswahl nur sehr geringe Grenzen. Sie durften bereits einen kleinen Einblick in die Welt der Gewürze, Kräuter sowie einiger weiterer Lebensmittel erhalten. In diesem Abschnitt stellen wir Ihnen die wichtigsten Lebensmittel vor und listen die vielen weiteren erlaubten auf. Des Weiteren verlieren wir noch einige Worte zu Wein und Schnaps, die beide durchaus in einem gewissen Rahmen bei der mediterranen Kost genossen werden dürfen. Es handelt sich dabei um Genuss-, nicht um Lebensmittel. Sie sind für den Erfolg der Mittelmeer-Diät nicht wichtig, aber transportieren das gewisse Lebensgefühl, was eine genauere Betrachtung rechtfertigt.

Olivenöl

Nahezu alles dreht sich bei der mediterranen Ernährung um Olivenöl. Kein Wunder: Schließlich gibt es reichlich Olivenbäume in den entsprechenden Regionen. Von Frankreich ausgehend in einem Bogen um Kreta bis auf die andere Seite in die Türkei hinüber scheinen Olivenbäume die Mittelmeerregionen nur so zu durchziehen. Das daraus gewonnene Öl weist eine schier unerschöpfliche Zahl von Vorteilen für die Gesundheit und die Verwendung innerhalb der Küche auf.

Als besonders wichtig entpuppen sich die folgenden Fakten rund um den Einsatz von Olivenöl im Rahmen der Mittelmeer-Diät:

- Ersatz von Butter, Schmalz und anderen ungesunden Fettquellen mit gehärteten Fetten sowie gesättigten Fettsäuren durch das wesentlich vorteilhafter zusammengesetzte Olivenöl
- Hohe Hitzebeständigkeit macht es – sogar kaltgepresst – zum Braten geeignet
- Starkes Eigenaroma und umfangreiche Eignung in der Küche: Von kalten über warme Gerichte bis hin zu heißen Speisen
- Beachtlich hoher Gehalt an ungesättigten Fettsäuren und noch dazu Vitamine sowie Mineralstoffe

Achten Sie in jedem Fall darauf, dass Sie das kaltgepresste Öl moderat zum Braten, Kochen oder Frittieren verwenden. Die Temperatur sollte dabei 180 °C nicht übersteigen. Ansonsten laufen Zersetzungsprozesse der Fettsäuren an, im Rahmen derer sich im Körper eine giftige Wirkung entfaltet. Keineswegs lebensgefährlich in normalen Mengen, doch bei regelmäßiger Praxis u.a. potenziell krebserregend. Bleiben Sie unterhalb der 180 °C-Grenze, dann ist das Olivenöl ein Segen für Ihre Gesundheit.

Tipp!

Falls Sie die 180 °C schwer einschätzen können und Sie mit einem Herd arbeiten, der die Temperatur nicht angibt, sondern nur Hitzestufen enthält, dann können Sie sich wie folgt orientieren: Wenn es beim Braten raucht, dann ist die Temperatur zu hoch. Raucht es nicht, dann ist der Einsatz des Olivenöls unbedenklich.

Tatsächlich sind das Olivenöl und dessen Einsatz jedoch mehr als nur ein Lebensmittel für die Personen, die im Mittelmeer-Raum leben. Insbesondere für die Bauern ist es ein Symbol des Stolzes. Denn ein eigenes Olivenöl oder eigene Oliven auf dem Tisch sind das Ergebnis einer anstrengenden Arbeit, viel Fürsorge und einer harten Ernte. Um Ihnen einen Eindruck von der Ernte zu verschaffen: Diese erfolgt per Hand, da dies der schonendste Umgang mit Oliven ist. Die höchste Ausbeute erfahrener Olivenpflücker beläuft sich auf knapp acht Kilogramm pro Stunde. Für einen Liter Olivenöl kann bereits mehr als die Hälfte dieser Menge notwendig werden. Spezielle Ölmühlen, die früher – und vereinzelt auch heute noch (!) – mit der Hand oder durch Kamele und Esel bewegt wurden, mahlen schließlich die Oliven bei niedrigen Temperaturen von maximal 28 °C, wobei Öl und Fruchtwasser entstehen. Beides wird voneinander getrennt und auf der einen Seite ist schließlich das Olivenöl das Ergebnis: Gesund, natürlich und aromatisch. Hergestellt, wie seit Tausenden von Jahren (vgl. Frohn, 2012: S. 20 f.).

Wussten Sie schon?

Der Olivenbaum wird im Schnitt über 1.000 Jahre alt und hat mittlerweile eine tiefgreifende Bedeutung in der Geschichte. Er wird als Symbol für langjährige Bindungen und Freundschaften sowie Treue angesehen. Seine Höhe beträgt zwischen zehn und 16 Meter, die Blätter ähneln beim Anfassen vom Gefühl her dem Material Leder.

Ziegen- und Schafsmilchprodukte

Insbesondere Ziegen- und Schafskäse sind im Rahmen der Mittelmeer-Kost berühmt. Grundsätzlich nehmen die verschiedenen Produkte von Ziegen- und Schafsmilch einen großen Stellenwert bei der mediterranen Kost ein. Sie gelten als Alleskönner, was bei einer näheren Betrachtung durchaus plausibel ist.

So weiß die Schafsmilch durch eine gute Verdaulichkeit zu überzeugen. Ihren hohen Kaloriengehalt hat sie hauptsächlich der Tatsache zu verdanken, dass sie ein guter Eiweißlieferant ist. Darüber hinaus enthält sie die Vitamine A, D, E, B6, B12, C und Riboflavin. Diese wichtigen Vitamine sowie weitere, für die einwandfreie Körperfunktion unersetzliche, Mineralstoffe hinterlassen ein gutes Profil an Mikronährstoffen. Dies fördert die körperliche Gesundheit auf mehreren Wegen:

- Aufbau des Immunsystems
- Positive Wirkung auf Magen und Darm (Verträglichkeit vorausgesetzt)
- Beruhigende Wirkung auf Kopf und Kopfhaut

Die Ziegenmilch wiederum erfreut sich ihrer Popularität als Grundlage für die Herstellung des in Europa weitgehend beliebten Ziegenkäses. Ebenso wie bei der Schafsmilch, liegt auch bei der Ziegenmilch ein signifikanter und begrüßenswerter Gehalt an Vitaminen, Mineralstoffen und Spurenelementen vor. Dabei sind im Vergleich zur Schafsmilch weniger Vitamine vorhanden, dafür aber mit Kupfer, Zink, Phosphor, Kalzium, Kalium, Natrium und Magnesium beträchtlich mehr Mineralstoffe. Die kurz- und mittelkettigen Fettsäuren, die die Ziegenmilch liefert, sind für den Verdauungstrakt einfacher zu zersetzen, weswegen die Ziegenmilch häufig bei Diäten eine beliebte Milchform ist. Es kursieren Meinungen, wonach Ziegenmilch eine positive Wirkung auf die folgenden Bereiche des Körpers habe:

- Förderung der Konzentration
- Stärkung des Nervensystems
- Verbesserung der Durchblutung der Haut

Die aus Schafs- und Ziegenmilch hergestellten Käsesorten erfreuen sich einer hohen Beliebtheit und sind aus der Mittelmeer-Diät kaum wegzudenken. Durch die Kombinationsmöglichkeiten mit Pasta, Gemüse sowie Suppen und die Senkung des Cholesterin-Spiegels im Blut fügen sich die Käsesorten nahtlos in die Reihe der wichtigen Aspekte der Mittelmeer-Ernährung ein: Gesundheit, Vielfalt und Genuss!

Tomaten

Angesichts der Grundsätze der mediterranen Kost und der Verpflichtung zur Frische, hat Gemüse einen fest verankerten Platz. Dabei wichtig – insbesondere, da sie hierzulande in hoher Qualität jederzeit erhältlich sind – sind die Tomaten. Aufgrund der permanenten Verfügbarkeit ist das Wissen um den gesundheitlichen Nutzen und auch die Wertschätzung für Tomaten in Deutschland und in weiterer Industrienationen sehr gering.

Beginnen wir bei den Inhaltsstoffen, die wohl jede Person kennt: Den Vitaminen. In der Tomate enthalten sind die Vitamine A, B1, C und E. Im weiteren Hinblick die Mineralstoffe: Kalium, Kalzium, Magnesium und die Spurenelemente bereichern die Tomate zusätzlich. Um den gesundheitlichen Gewinnaus den genannten Vitaminen und Mineralstoffen zu veranschaulichen:

- Zellwachstum
- Optimierung der Stoffwechselprozesse
- Stärkung der Knochen
- Leistungsfähigkeit der Muskulatur und Erregbarkeit der Nerven

Was zudem großes Interesse erweckt, aber weniger populär ist, ist das Lycopin. Dessen geringe Bekanntheit beruht auf dem dürftigen Forschungsstand um die sekundären Pflanzenstoffe. Aber dennoch wird den sekundären Pflanzenstoffen, die sich sozusagen neben den Vitaminen und Mineralstoffen als das „Next Big Thing" bezeichnen lassen, eine potenziell starke Wirkung auf die Gesundheit nachgesagt. Um es anhand des in Tomaten enthaltenen Lycopins konkret zu benennen: Es wird davon ausgegangen, Lycopin habe antioxidative Eigenschaften und würde auf diesem Wege die Zellmembranen schützen.

> ## *Tipp!*
>
> Lycopin ist fettlöslich. Um dessen Wirkung zu gewährleisten, ist die Einnahme in Kombination mit Fetten naheliegend. Hier macht es sich bezahlt, dass das Olivenöl eine derart wichtige Stellung in der mediterranen Küche einnimmt. Zudem ist es vorteilhaft, die Tomaten zuvor heiß zuzubereiten – beispielsweise als Teil eines gekochten Gemüsetellers oder eines warmen Pürees – da dadurch das Lycopin seine Wirkung voll entfaltet.

In Kombination mit dem geringen Kaloriengehalt ergeben all diese Tatsachen eine klare Empfehlung der Tomaten im Rahmen einer mediterranen Kost.

Nüsse

Hierzulande, in Anbetracht der jahrzehntelang favorisierten Diäten mit geringem Fettgehalt, werden Nüsse zum Teil mit Skepsis beäugt. Doch bei einer genaueren Auseinandersetzung mit den Inhaltsstoffen sowie der Art der Fettsäuren fällt plötzlich auf: Nüsse sind vielleicht sogar eines der gesündesten Lebensmittel der Welt. Insbesondere die, in den mediterranen Ländern häufig auf den Tisch kommenden, Walnüsse und Macadamias sind in ihrer ernährungsphysiologisch wertvollen Wirkung nicht zu unterschätzen. Insgesamt gelten folgende sechs Nusssorten im Rahmen einer gesunden Ernährung als absolut empfehlenswert:

- Mandeln
- Macadamias
- Haselnüsse
- Cashewnüsse
- Walnüsse
- Pekannüsse

Allesamt punkten sie mit mehrfach ungesättigten Fettsäuren, die für die Gesundheit des Herz-/Kreislaufsystems sowie für die Blutgefäße wertvoll sind. Weitere Mineralstoffe, Spurenelemente sowie Wirkstoffe – wie das sich positiv auf die Hirnfunktion auswirkende Lecithin – in den Haselnüssen, verhelfen den einzelnen Nusssorten zu einem entscheidenden positiven Einfluss auf die Gesundheit. Jede der Nussarten ist einzigartig und überrascht in ihrer Zusammensetzung mit anderen positiven Eigenschaften, doch allesamt haben sie reichlich Ballaststoffe und optimieren dadurch die Verdauung. Ein absoluter Zugewinn auf der mediterranen Speisekarte!

Knoblauch

Der Mundgeruch nach dem Konsum macht ihn berühmt, weswegen leider des Öfteren auf Knoblauch verzichtet wird und die gesundheitlichen Vorteile untergehen. Gleichwohl hat Knoblauch unserem Organismus doch so viel Förderliches zu offerieren. Tatsache ist, dass Knoblauch – auch in der mediterranen Küche – üblicherweise in geringen Mengen verzehrt wird. So kommt es dazu, dass er seine Stärken in Sachen Vitamin- und Mineralstoffgehalt nicht ausspielen kann. Dafür aber überzeugt Knoblauch geschmacklich mit seiner Würze und gesundheitlich mit den sekundären Pflanzenstoffen, speziell was den Gehalt an Sulfiden angeht. Die Sulfide helfen bei Entzündungen und Erkältungen, da sie eine antimikrobielle Wirkung aufweisen. Außerdem hat Knoblauch das Potenzial, die Blutfettwerte senken zu können.

Tipp!

Es gibt mehrere natürliche Mittel, um den Knoblauchgeruch aus dem Mund nach dem Essen zu mindern. Dazu gehören Kräuter wie Salbei und Pfefferminze, die ohnehin in der mediterranen Küche zur Anwendung kommen. Des Weiteren sind Kaffeebohnen wirkungsvoll gegen Mundgerüche. Nicht umsonst kommen Viskosen aus Kaffeesatz sogar in hochwertiger Sportkleidung zum Einsatz, um dem Schweißgeruch vorzubeugen. Aus der Industrie eigenen sich Zahnpasta und Kaufgummi zur Bekämpfung des Mundgeruchs nach Knoblauchkonsum.

Obst

Von den Gemüsesorten wurden bereits zwei vorgestellt, nun möchten wir uns dem Obst widmen. Hier ist alles erlaubt, solange es mit Frische zu überzeugen weiß. Allerdings erhebt sich nun der mahnende mitteleuropäische und wissenschaftliche Zeigefinger, der eine wichtige Botschaft zu übermitteln hat: Grundsätzlich sollte es bei maximal drei Stück Obst am Tag bleiben. Bei kleineren Früchten, wie Erdbeeren oder Blaubeeren, wird das natürlich rechnerisch angepasst. Der Sinn dieser Begrenzung besteht darin, dass Obst auch Kalorien enthält und ab einer gewissen Menge im Körper zu Fett umgewandelt wird, wodurch es sogar in der Lage ist, bei dauerhaft hohen Einnahmemengen die Leber schwerwiegend zu belasten. Deswegen gilt: Gemüse ist das bessere Obst. Dennoch ist Obst in den benannten Maximalmengen wichtig und der Gesundheit zuträglich, da es die mediterrane Küche prägt und mit vielen Vitaminen, Ballaststoffen sowie Mineralien zu überzeugen weiß.

Seefisch

Seefisch hat seinen gesundheitlichen Nutzen zwei wesentlichen Aspekten zu verdanken: Einerseits handelt es sich um den Jodgehalt, andererseits sind die Fettsäuren äußerst begrüßenswert.

23

Die Krux am Flussfisch ist, dass dieser weniger Jod enthält. Verantwortlich dafür ist die gute Wasserlöslichkeit von Jod. Zwar löst es sich auch im Meer auf, doch ist hier noch ein relativ hoher Gehalt aufgrund der Anreicherung durch die Seefische gegeben. Jod ist für die Hormone Trijodthyronin und Tetrajodthyronin wichtig, da diese zur Regulierung des Grundumsatzes auf den Mineralstoff angewiesen sind. Ohne ausreichendes Jod vergrößert sich die Schilddrüse und der Grundumsatz senkt sich, was mit zunehmender chronischer Müdigkeit und Erschöpfung sowie Gewichtszunahme einhergeht.

In Punkto Fettsäuren wiederum tritt ebenfalls ein großer Vorteil des Seefisches zutage. Überzeugendes Merkmal ist der hohe Gehalt an Omega-3-Fettsäuren. Diese sind essenziell, da der Körper sie nicht aus anderen Fettsäuren herstellen kann. Neuere Untersuchungen widerlegen die Behauptung, Omega-3-Fettsäuren würden den Cholesterin-Spiegel des Blutes verbessern. Dafür legen sie eine neue potenziell wichtige Wirkung der Omega-3-Fettsäuren offen. Hier handelt es sich um eine entzündungshemmende Wirkung, die der Tatsache zu verdanken ist, dass die Neigung der Blutplättchen zur Verklumpung reduziert wird. Letzten Endes sinkt das Risiko gesundheitsgefährdender Thromben, die die Blutzufuhr über die Gefäße verhindern. In Flussfischen sind keine Omega-3-Fettsäuren enthalten. Seefische, auch Meeresfische genannt, wiederum bieten diese Omega-3-Fettsäuren in signifikanten Mengen, sodass der Konsum für die Gesundheit essenziell ist.

Hinweis!

Auch Meeresfische tragen Schadstoffe in sich. Raubfische, die Friedfische fressen, enthalten dabei eine noch höhere Menge, da sie die Schadstoffe der Friedfische in sich aufnehmen. Grund für den Schadstoffgehalt sind die durch den Menschen ins Wasser gelangenden Schadstoffe. Die hochwertigen Inhaltsstoffe im Meeresfisch rechtfertigen dennoch dessen Einnahme. Falls Sie bei der Fischwahl komplett auf Nummer sicher gehen möchten, ist angeraten, auf den Kauf von Fischen aus speziellen Gewässern zu achten. Hier gibt es MSC-Fischereien, die einwandfreien Fisch hervorbringen. Dies erhöht zwar den Kaufpreis der Fische, doch bei einem Fischkonsum von zwei Mal pro Woche dürfte sich dies in Grenzen halten.

Getreide

Je nach Mittelmeer-Region kommt der hochwertigen Getreideauswahl ein hoher Stellenwert zu. Je nach Mittelmeer-Region, weil es vereinzelt durchaus vorkommt, dass Getreide und Kohlenhydrate kaum zum Einsatz kommen. Dies würde dann einer Low-Carb-Ernährung oder bei langfristiger Praxis sogar der ketogenen Ernährung entsprechen. In den hiermit gemeinten Regionen kommen hauptsächlich Tierprodukte, Gemüse und Obst auf den Tisch, wobei Obst einen geringen Anteil hat. Ein Muss ist es nicht, aber ein umfangreicher Verzicht auf Kohlenhydrate ist durchaus im Rahmen der mediterranen Ernährung möglich, was wiederum die Effizienz der Diät steigern würde.

Doch bleiben wir bei der Annahme einer kohlenhydrathaltigen Mittelmeer-Kost, da wir die geschenkte Vielfalt nicht eingrenzen möchten. Hier ist zu betonen, wie wichtig die richtige Getreideauswahl ist. Dabei stehen Vollkorn-Produkte an erster Stelle. Diese sind aus dem vollen Korn und enthalten dadurch den Großteil der ursprünglich im Getreide vorhandenen Vitamine sowie Mineralstoffe. Daneben wichtig: Der Ballaststoffgehalt. Vollkorn-Getreide hält die Darmflora gesund und verbessert den Stuhlgang merklich. Sie müssen bei einer Entscheidung für Vollkorngetreide keine Einbußen in Relation zur bisherigen Lebensmittelauswahl in Kauf nehmen. Reis, Nudeln, Brot, Brötchen und die vielen weiteren Produkte der mediterranen Küche sind allesamt in Vollkorn erhältlich.

Wein

Wie wichtig für die richtige gesundheitliche Wirkung beim Wein die Dosierung ist, zitiert Birgit Frohn in ihrem Werk *Die Heilkraft der Olive* (2012) die Komödie *Backchos Dionysos* aus der griechischen Antike sehr treffend:

> *„Der erste Krug ist für die Gesundheit,*
> *der zweite für die Liebe und das Vergnügen,*
> *der dritte für den Schlaf.*
>
> *Der vierte gehört zur Maßlosigkeit,*
> *der fünfte ist voll von Schreien,*
> *der sechste lässt schwärmen und grölen,*
> *der siebte bringt blau geschlagene Augen,*
> *der achte ruft den Gerichtsdiener,*
> *der neunte ist voll von Zorn und Ekel,*
> *der zehnte bringt den Wahnsinn und lässt straucheln."*

Bis heute hat sich nicht vieles an dieser Leitlinie geändert. Zwar sind ein paar Fachbegriffe wie „Polyphenole", „Prävention koronarer Herzerkrankungen", „LDL- und HDL-Cholesterin" sowie weitere, hier und dort hinzugekommen. Doch alles in allem ist die Leitlinie klar:

- In geringen Mengen verzehrt, hat Wein das Potenzial, durch seine sekundären Pflanzenstoffe und Wirkstoffe die Blutgefäße zu weiten und zu entspannen sowie die Cholesterinwerte zu optimieren.
- In einem täglich hohen Ausmaß jenseits der zwei Gläser ist das Risiko einer erkrankten Leber und einer Alkoholsucht gegeben, begleitet von Zellschäden durch den Alkohol.

- Es gilt also im Rahmen der mediterranen Ernährung, den Weinkonsum auf ein paar Gläser pro Woche und maximal zwei an einem einzelnen Abend zu beschränken.

Somit zeigt sich: Machen Sie sich einen oder zwei nette Abende mit Rotwein pro Woche, dann ist alles im optimalen Rahmen. In der Tat ist es auch der Rotwein, der die größten gesundheitlichen Vorteile bietet. Was die anderen Weinsorten angeht, so sind die Effekte vermindert. Bei Schnaps ist dies noch weniger der Fall. Doch auch der Schnaps hat in äußerst minimalem Maße positive Wirkungen auf die Gesundheit. Diese wiegen aber die Nachteile durch den Genuss nicht auf. Dementsprechend ist empfohlen: Bei der Mittelmeer-Ernährung am besten beim Wein und insbesondere dem Rotwein bleiben!

Wussten Sie schon?

1990 benannte die WHO (Weltgesundheitsorganisation) ein damals erstaunliches Phänomen in Südfrankreich als das „französische Paradox". Das Phänomen äußerte sich darin, dass die Einwohner der dortigen Region ein Leben führten, welches für das Herz keineswegs gesund sein dürfte, aber dennoch eine wesentlich bessere Herzgesundheit als andere Länder aufwiesen. Durch das fetthaltige Essen und das gelegentliche Rauchen stand die WHO vor einem kleinen bis mittleren Rätsel. Als jedoch die Ernährung gründlicher unter die Lupe genommen wurde, wurde der Rotwein als der wichtige Faktor für die Herzgesundheit und bei den Fetten ein hoher Gehalt an für die Gesundheit wichtigen ungesättigten Fettsäuren ausgemacht. Rotwein und Fett: Wer hätte gedacht, dass die Erfolgsformel fürs Herz-/Kreislaufsystem so heißen würde?

Schlüsselaspekt „Frische": Wieso die Lebensmittel eine hohe Qualität aufweisen müssen

Unter all dem, was die Mittelmeer-Ernährung prägt, sticht abseits der wissenschaftlichen Untersuchungen subjektiv häufig der Frische-Aspekt hervor.

Wieso ausgerechnet der Frische-Aspekt?

Weil er heutzutage alles andere als eine Selbstverständlichkeit ist!

Dem PAN Germany (deutsches Pestizid-Aktionsnetzwerk) ist die Bekanntmachung zahlreicher Daten und Fakten zum Einsatz von Pestiziden zu verdanken. Die daraus abgeleiteten Informationen sind alarmierend und sollten uns dazu bewegen, uns genauer mit dem auseinanderzusetzen, was auf unsere Tische kommt. Doch gehen wir Schritt für Schritt vor...

Was sind Pestizide?

Bei Pestiziden, auch Schädlingsbekämpfungsmittel und Biozide genannt, handelt es sich um Pflanzenschutzmittel. Sie verbessern die äußere Erscheinung von Pflanzen und verlängern deren Haltbarkeit. Dies ist insbesondere für den Transport aus fernen Ländern wichtig. Das Problem jedoch ist, dass wir Menschen diese in Pflanzen enthaltenen Pestizide zu uns nehmen, wenn wir das entsprechende Lebensmittel konsumieren. Liegen nicht spezielle Qualitätssiegel – wie beispielsweise das Bio-Siegel – vor, dann enthalten die Lebensmittel aller Voraussicht nach Pestizide. Dies trifft auf die Vielzahl der in herkömmlichen Supermärkten erhältlichen Lebensmittel zu, wenn diese nicht gerade entsprechend als Bio-Lebensmittel gekennzeichnet sind. Auf uns Menschen haben diese Pestizide potenziell verheerende gesundheitsschädigende Auswirkungen.

Hinweis!

Was bei Pflanzen die Pestizide sind, das sind beim Fleisch die Antibiotika: Fleisch, welches nicht Bio-Richtlinien entspricht, ist in der Regel mit Antibiotika belastet, die die Tiere zu Lebzeiten bekamen. Des Weiteren wirken der Stress, die Massentierhaltung sowie das Futter minderer Qualität schädigend auf die Tiere. All dies nimmt ein Großteil der Bevölkerung zu sich, wenn er dieses Fleisch verzehrt.

Wie Pestizide dem Menschen schaden...

Pestizide können dem Menschen auf verschiedene Art und Weise schaden. Dazu gehören beispielsweise akute Erkrankungen, die sich unter Umständen in Sehstörungen, Kreislaufproblemen, Müdigkeit, Kopf- und Gliederschmerzen, Krämpfen, Schreckhaftigkeit und einer Reihe weiterer Beschwerden äußern. Zudem kommen kanzerogene (krebserregende) und organschädigende Wirkungen in Frage. Die genannten Schädigungen sind nur ein Auszug der vielen potenziellen Risiken.

Personen, die anfällig für diese Beschwerden sind, findet man im Prinzip in allen Teilen der Bevölkerung. Allerdings ist an dieser Stelle zu sagen, dass sich die Beschwerden in der Regel erst mit der Zeit – bei mehrere Jahre andauerndem Konsum belasteter Lebensmittel – einstellen. Es ist davon auszugehen, dass am stärksten Kinder, ältere Personen sowie Menschen mit einem geschwächten Immunsystem betroffen sind. Mit der Zeit aber wirken sich die Pestizide selbst bei gesunden Menschen schädigend aus, da sich die Konsequenzen des Konsums im Körper akkumulieren.

Frische Lebensmittel in hoher Qualität sind die Lösung!

Frische Lebensmittel in hoher Qualität zu essen, muss nicht bedeuten, immer Bio-Produkte kaufen zu müssen. Zwar ist dies von Vorteil, doch bereits der direkte Kauf beim Bauernhof oder auf dem Wochenmarkt stellen gute Alternativen dar. Auch der eigene Anbau von Obst und Gemüse ist bei mehreren Sorten eine lohnende Option. Saisonale Produkte bieten zudem weiteres Potenzial, sich die höheren Kosten der Bio-Produkte zu sparen. Doch nicht alles, was Bio ist, sprengt zugleich den Geldbeutel. Dies ist ein weiterer Aspekt, der von vielen Käufern missachtet wird: Durchaus lassen sich mit dem Kauf in Bio-Märkten auch günstige oder im für Sie gewohnten Preissegment befindliche Mahlzeiten anfertigen. Näheres hierzu erfahren Sie ohnehin direkt zu Beginn des nächsten Kapitels, welches Ihnen Wege aufzeigt, wie Sie die Kosten so gering wie möglichhalten können.

Doch widmen wir uns anstelle der Probleme und Hindernisse den vielen positiven Merkmalen frischer Lebensmittel:

- Bei optimaler Lagerung höchstmöglicher Gehalt an Vitaminen, Mineralstoffen und Spurenelementen sowie weiteren wichtigen Inhaltsstoffen
- Keine Pestizide und Belastung durch sonstige Schadstoffe
- Obwohl es subjektiv ist, muss es erwähnt werden, da wohl jede Person so empfinden wird: Besserer Geschmack!
- Mehr Bewusstsein für die Lebensmittelauswahl
- Geringerer Gehalt an künstlichen Inhaltsstoffen und zugesetztem Zucker

Es ist eine Reihe von Aspekten, die frische Lebensmittel in den Vordergrund hochwertiger und ernährungsphysiologisch wertvoller Nahrung stellt. Zwar werden Fertiggerichte als gehaltvoll und gesund beworben, was vereinzelt durchaus stimmen kann, doch werden selbst die hochwertigsten Produkte den idealen Gehalt an gesundheitsfördernden Inhaltsstoffen der jeweiligen Zutaten nicht reproduzieren können. Dabei sind sogar nur verschwindend geringe Mengen an Fertigprodukten wirklich hochwertig verarbeitet. Der Großteil ist weitestgehend mit künstlichen Inhaltsstoffen und allem voran zugesetztem Zucker versehen.

Hinweis!

Zucker in seiner einfachen Form verleiht den Speisen eine gewisse Süße, hat zugleich jedoch negative Auswirkungen auf den Blutzuckerspiegel. Die hohe Zuckermenge, die abrupt in den Blutkreislauf des Menschen gelangt, lässt den Blutzuckerspiegel in die Höhe schnellen und daraufhin wieder sinken: Leere Kalorien, wie man sie bezeichnet, die nicht sättigen und Heißhungerattacken hinterlassen, sind die Folge des hohen Zuckerkonsums.

Was ist frisch, was ist Fertigware?

Um eine Unterscheidung zwischen Frisch- und Fertigware zu ermöglichen und Ihnen somit konkrete Voraussetzungen für die mediterrane Ernährung zu bieten, soll an dieser Stelle transparent die Grenze zwischen Frisch- und Fertigprodukten erklärt werden. Hierzu existiert mit der sogenannten „NOVA Food Classification" eine plausible Einteilung der Lebensmittel in vier Gruppen. Diese Einteilung stellt sich wie folgt dar:

Gruppe	Kategorisierung	• Enthaltene Lebensmittel
1	Unverarbeitet und wenig verarbeitet	• Frisches Obst und Gemüse • Fleisch (frisch und gefroren) • Fisch (frisch und gefroren) • Eier • Milch • Trockenobst
2	Keine spezifische Bezeichnung	• Öl • Mehl • Salz • Zucker
3	Verarbeitet	• Käse • Brot • Schinken • Nudeln • Dosentomaten • Geräucherter Fisch
4	Ultraverarbeitet	• Softdrinks • Süßigkeiten • Fleischprodukte • Backwaren • Eiscreme • Fertiggerichte (z.B. Pizza und Trockensuppen)

Die mediterrane Kost liegt zwischen den Gruppen 1 und 2, erlaubt sind aber ebenso hochwertige Produkte aus der Gruppe 3. Denn Verarbeitung muss per se nichts Schlechtes bedeuten. So lässt sich beispielsweise bei Öl und Nudeln sowie Käse eine Verarbeitung nicht umgehen, sonst gäbe es diese Lebensmittel nicht. Dabei sind allem voran das Olivenöl und der Käse Herz und Seele der Mittelmeer-Ernährung. Die Tabelle und die Einteilung sind somit nur ein Anhaltspunkt, der in den meisten Punkten durch die Grundprinzipien der Mittelmeer-Kost gestützt wird.

Frische gewinnt!

Frische ist neben den gesundheitlichen Aspekten auch deswegen ein essenzieller Faktor in der Mittelmeer-Ernährung, weil dadurch die Wertschätzung gegenüber der eigenen Gesundheit und der Ernährung ausgedrückt wird. Wer vermehrt auf frische Lebensmittel setzt, erlangt ein feineres Bewusstsein für den Geschmack der Lebensmittel und sorgt automatisch dafür, dass die gesundheitsgefährdendsten Faktoren der heutigen Ernährung vermieden werden:

- Zuckerzusätze bzw. hohe Zuckergehalte
- Pestizide und andere Pflanzenschutzmittel sowie Antibiotika in Tieren
- Gehärtete Fette

Dies macht sich mit der Zeit positiv in der Gesundheit bemerkbar. Allem voran lenkt die eigene Aktivität in der Küche vom Stress des Alltags ab und bietet zudem das Potenzial, die eigene Kreativität sowie Lebenslust zu erhöhen.

Zubereitung der Gerichte: Drei einfache Regeln

Hinsichtlich der Zubereitung der Lebensmittel lässt die mediterrane Küche Raum für Kreativität und verlangt im Gegenzug nur die Einhaltung dreier einfacher Regeln. Diese sind die folgenden:

- Kräuter und Gewürze statt Salz
- Olivenöl
- Ruhe, Geduld und Entspanntheit

Regel Nr. 1: Kräuter und Gewürze statt Salz

Salz fasziniert, weil es ein beeindruckendes Beispiel im Bereich der Ernährung ist, dass – zu viel vom Guten – in eine für die Gesundheit kontraproduktive Richtung umschlagen kann. Salz ist wichtig für den Körper. Ebenfalls unter der chemisch fachgerechten Bezeichnung Natriumchlorid bekannt, sorgt der Mineralstoff dafür, dass der Wasserhaushalt im Körper geregelt und die Gewebespannung im gesamten Körper optimiert wird. Es reichen aber bereits 1,4 Gramm Kochsalz pro Tag aus. Ab Mengen von 5 oder 6 Gramm täglich treten spätestens die ersten Probleme auf:

- Vermehrte Ausscheidung über Nieren, was die Nieren belastet und sie schädigen kann
- Hoher Wasserverlust begünstigt Gefäßverengungen, die wiederum den Blutdruck ansteigen lassen
- Es ergibt sich ein Risiko für Hirnblutungen infolge von Schlaganfällen

Nun ist Salz an sich kein Tabu. Doch da es hierzulande mittlerweile eine Gewohnheit ist, Speisen stark zu salzen und die häufig konsumierten Fertigprodukte ebenfalls Zusätze an Salz enthalten, ist es ratsam, ganz im Sinne der Mittelmeer-Ernährung auf Kräuter statt Salz zu setzen. Deswegen ist intensives Würzen mit den verschiedensten Kräutern erwünscht. Auch der Einsatz von Zwiebeln und Knoblauch leistet seinen Beitrag dabei. Sollten darüber hinaus, wie es eine mediterrane Kost vorsieht, keine Fertigprodukte gegessen werden, ist das moderate Salzen einer Tagesmahlzeit durchaus genehmigt, um auf den täglichen Mindestbedarf an Salz zu kommen und eine einwandfreie Körperfunktion sicherzustellen.

Regel Nr. 2: Olivenöl als Ersatz für Bratfette

Sie merken es schon anhand der häufigen Erwähnungen des Olivenöls: An diesem Lebensmittel kommen Sie im Laufe der mediterranen Diät einfach nicht vorbei. Dabei profitieren Sie von einem äußerst hitzebeständigen Öl, auch in der kaltgepressten Form. Es gibt Öle nämlich grundsätzlich in zwei Formen: Kaltgepresst und ultrahocherhitzt. Die ersteren haben den höchsten Gehalt an Vitaminen und Aromen, sind dafür aber kaum hitzebeständig. Wird mit ihnen gebraten, was beispielsweise bei kaltgepresstem Sonnenblumenöl der Fall ist, so entstehen schädliche Substanzen für den Körper. Die hitzebeständigen Öle sind wiederum zum Braten geeignet, jedoch bei weitem nicht mehr so aromatisch und gehaltvoll wie die kaltgepressten Öle.

Nun hat Olivenöl den Vorteil, auch in seiner kaltgepressten Form hitzebeständig zu sein. Das Resultat ist ein wahrer Allrounder, der in der mediterranen Küche zu den verschiedensten Zwecken einwandfrei einsetzbar ist:

- Kochen
- Braten
- Kalte Küche
- Frittieren

Hinweis!

Unter den kaltgepressten Olivenölen findet eine weitere Unterteilung statt, nämlich die in *natives Olivenöl extra* und in *natives Olivenöl*. Das native Olivenöl extra ist auch mit dem Zusatz *Vergine* für „jungfräulich" auffindbar. Hiermit ist das feinste aller feinen Olivenöle gemeint, welches sich durch einen absolut einwandfreien Geschmack auszeichnet. Das einfache native Olivenöl steht qualitativ der Vergine-Variante allerdings nur bedingt nach, sodass beide die mediterrane Küche zweifelsohne bereichern. Die Vergine-Variante ist hitzeempfindlicher als das einfache native Olivenöl, weswegen diese nur beim Braten in niedrigen Temperaturen zum Einsatz kommen darf und sich zum Frittieren überhaupt nicht eignet.

Alles in allem gilt somit für die Zubereitung mediterraner Speisen: Wo es geht, immer das Olivenöl einsetzen, insbesondere beim Braten ist es unverzichtbar. Schmalz, Butter, Margarine und andere Fette mit hohem Gehalt an gesättigten Fettsäuren haben in der mediterranen Kost keinen Platz!

Regel Nr. 3: Mit Ruhe, Geduld und Leichtigkeit zubereiten

Bei dieser Regel steht die Art der Zubereitung im Fokus. Hier steht ein geduldiges und ruhiges Vorgehen an oberster Stelle, bei dem Sie sich reichlich Zeit lassen. Nehmen Sie die frischen Kräuter in die Hand und riechen Sie an diesen, bevor Sie sie in den Topf werfen. Den Duft, den Geschmack und die Frische wahrzunehmen, ist zunächst das Wichtigste! Wie Sie merken, ist die mediterrane Kost also eine Rundum-Kur für Geist und Seele.

Sie profitieren durch eine ruhige Zubereitung auch in anderen Bereichen des Lebens. Denn eines steht fest: Um die Zeit für eine ruhige Zubereitung zu finden, brauchen Sie einen geordneten Tagesablauf. Vorbei sind also die Zeiten, in denen Sie hin und her hetzen mussten zwischen Beruf und anderen Pflichten. Diese erledigen Sie im Rahmen eines geordneten Tagesablaufs früher, um im Anschluss reichlich Zeit zum Kochen zu finden. Müssen Sie sich um Kinder kümmern? Dann binden Sie diese spielerisch ein! Das ist es doch, was die Mittelmeer-Ernährung will: Im Mittelpunkt steht die Küche, das Vereinen der Familie und diese immer mehr in Richtung eines gemeinsamen Essens zu lenken. Holen Sie gern weitere Familienmitglieder hinzu, dann wird die Arbeit an den Speisen umso entspannter, und gemeinsame Abende werden nach und nach zur Norm. Dass dies nicht jederzeit und den ganzen Tag über möglich ist, steht außer Frage. Versuchen Sie deswegen, so häufig wie möglich die Ruhe und Geduld fürs Kochen aufzubringen. Mit der Zeit wird Ihnen dies immer häufiger gelingen. Es liegt an Ihnen!

Blick auf internationale Küchen

Lernen Sie im Folgenden ausgewählte internationale Küchen näher kennen. Sie erhalten fünf Küchen vorgestellt, die im Kontext mit der mediterranen Ernährung die Neugier regelrecht emporschießen lassen:

- Griechenland
- Türkei
- Frankreich
- Italien
- Nordafrikanischer Raum

Die Vorstellung dieser fünf Küchen folgt mehreren Intentionen. So tauchen Sie beispielsweise noch mehr in das mediterrane Flair ein. Des Weiteren lernen Sie charakteristische Merkmale der einzelnen

Küchen kennen und erhalten so auch praxisbezogene Hinweise darauf, wie Sie Ihren Gerichten den gewissen Touch Griechenlands, Frankreichs und anderer Nationen geben. Wundern Sie sich dabei nicht, dass bestimmte Mittelmeerregionen hier nicht näher vorgestellt werden. Grund ist hauptsächlich, dass die Präsentation der einzelnen Küchen den Rahmen nicht sprengen soll und einzelne Nationen bereits gewissermaßen an mediterranem Geist eingebüßt haben, wie es in Spanien – der Paella zum Trotz – in großen Teilen der Fall ist. Fühlen Sie sich dennoch frei, im Rahmen der dreißig Rezepte am Ende des Buches und im Rahmen eigens ausgesuchter Rezepte, die komplette Vielfalt der Mittelmeer-Küche auszukosten.

Balkan

Hier verschmelzen entlang der Grenzen Kroatiens, Sloweniens, Bosniens und weiterer Nationen die kulinarischen Einflüsse aus u. a. den Ländern Frankreich, Italien, Griechenland und Türkei zu einem beachtlichen Gemisch an Spezialitäten. Gefüllte Weinblätter zur Vorspeise? Fleisch und Fisch, gegrillt am Spieß, als Hauptgang? Ein türkischer Mokka dazu? Alles möglich!

Naher Osten

So stark die türkische Küche und die des Nahen Ostens oft gleichgesetzt werden, so sehr lohnt sich über einen genaueren Hinblick die geschmackliche Erkenntnis: Es gibt beeindruckende Unterschiede! Was die Küche des Nahen Ostens im umfangreichen Vergleich unter vielen Aspekten so einzigartig macht, sind z.B. die vielen Pürees, wie etwa aus Auberginen und Erbsen. Auch der Taboulé, ein Salat mit Minze und Gemüse, findet im Nahen Osten seinen Ursprung.

Spanien

Der schwindenden Mittelmeer-Tradition zum Trotz, findet wenigstens am Speisetisch noch eine gelegentliche Rückkehr zu den üblichen Bräuchen und Speisen statt. Erforschen Sie deswegen gerne Spanien mit seinen Tapas, dem Gläschen Rioja sowie den unglaublich aufwändigen, und in der Zubereitung zeitlich kostspieligen Paellas.

Es existieren also reichlich mediterrane Küchen, die einen einzelnen Blick wert sind. Zum großen Teil verschmelzen sie ohnehin in vielen Gerichten miteinander, da das Mittelmeer und die Umgebung allen Regionen dieselben Chancen offeriert. Doch was machen speziell die griechische, türkische, französische, italienische und nordafrikanische Küche aus den Geschenken der Natur?

Griechenland

Die griechische Küche weist einige Parallelen zu der türkischen Küche auf, wurde sie doch von dieser im Laufe der Geschichte geprägt. So ist beispielsweise der Halloumi-Käse aus der türkischen und arabischen Küche nach Griechenland gekommen. Dieser Käse ist fest und schmilzt bei den gewöhnlichen

Backtemperaturen nicht. Allerdings hat Griechenland ebenso seine eigenen Exportschlager, wozu zweifelsohne der Feta-Käse zählt. Kaum eine Käsesorte wird derart stark mit Griechenland in Verbindung gebracht wie der Feta. Verfolgen wir die Geschichte zurück, lässt sich ein simpler Grund für die häufige Verwendung des Feta-Käses durch die Griechen und dessen Popularität ausmachen: Eine Vielzahl an Inseln gehört zu Griechenland. Ebenso wie diese Inseln, ist auch das Festland in vielen Regionen bergig. Dass die Ziegen- und Schafhaltung naheliegender als die Rinderhaltung war, ist nur allzu schlüssig. Deswegen ist Griechenland ein Paradebeispiel für die Vielfalt der Ziegen- und Schafsmilchprodukte, die die Mittelmeer-Ernährung charakterisieren. Spinnen wir die Produktionskette weiter, so gibt es in Griechenland mehrere Gerichte bzw. Lebensmittel, die aus weiterverarbeitetem Feta-Käse bestehen. Ein Beispiel dafür ist die sogenannte Tyrokafteri, eine mehrheitlich aus Feta bestehende Käsecreme.

Eine kleine einzigartige Note findet sich in Griechenland im Bereich der Kräuter, wo das Kritama, ein grünes Kraut aus dem Meer, eine sehr lange Tradition genießt. Bereits vor Hunderten von Jahren wurde das Kraut aufgrund seines Vitaminreichtums bevorzugt von Seeleuten verspeist, die aufgrund der langen Seereisen anfällig für Avitaminosen wie Skorbut waren. Obwohl das Kraut weitestgehend neutral schmeckt, ist es ein gelegentlicher Bestandteil der mediterranen Küche Griechenlands.

Den Fisch lässt sich die griechische Küche ebenfalls reichhaltig schmecken. Von zarten Doraden bis hin zu deftigen Kabeljau-Filets in Saucen aus Zitrone und Olivenöl oder anderen Mischungen, ist der Omega-3-reiche Meeresfisch in der griechischen Küche vertreten. Die Wahrheit zeigt eben: Griechenland ist mehr als das hierzulande beliebte Gyros.

Die griechischen Rezepte, die Ihnen in diesem Buch begegnen werden, sind alles andere als die standardisierte und in Deutschland gut bekannte Küche Griechenlands. Fernab von Ouzo, Peperoni, Gyros, Käseaufläufen und Feta gibt es noch reichlich andere Wahrheiten, die Sie definitiv in eine andere Welt eintauchen lassen. Nehmen Sie Ihre Chance wahr, Griechenland von seiner echten Seite kennenzulernen: Zwischen Kritharaki und Fassolia Mavromatika, was auch immer das bedeuten mag...

Türkei

Die lange Tradition und der Einfluss durch die indische, persische sowie islamische Küche zeichnen in der Türkei das aus, was heute auf dem Speiseplan steht. Es ist die gewohnte mediterrane Vielfalt, die sich im Bereich der Suppen, Vorspeisen und Desserts ebenso wie in den Hauptmahlzeiten am Abend beeindruckend niederschlägt.

Bis zu diesen Hauptmahlzeiten am Abend ist es verschlafen, fast schon öde in den Mittelmeer-Regionen der Türkei: Das Frühstück mutet mit Brot, Marmelade, Tee und ein bisschen Gemüse fast schon trostlos an, der Mittag mit vornehmlich Suppen und Fladenbrot und manchmal etwas Fleisch reicht nicht, um den Hunger wirklich zu dämmen. Doch am Abend kommen sie alle zusammen und zelebrieren ein kulinarisches Fest: Männer, Frauen, Familien, Bekannte, Kinder, Brüder, Schwestern, Großeltern, Eltern, Cousins, Cousinen und noch viele mehr! In geselligen Runden, die an Gastfreundschaft kaum zu überbieten sind, werden allerlei Gemüse- und Fleischgerichte gegessen. Dabei erweist sich als für die Gesundheit vorteilhaft, dass das fetthaltige Schweinefleisch aus religiösen Gründen in der türkischen Küche gemieden wird. Beliebte und traditionelle Gemüsesorten sind (vgl. Lingen Verlag, 2005: S. 11):

- Aubergine
- Okraschote
- Zucchini
- Weinblätter
- Linsen
- Kichererbsen

Wussten Sie schon?

Die Okraschote hört auf die Spitznamen „Ladyfinger" und „Gumbo". Sie ist Jahrtausende alt und wächst auf dem Eibisch-Baum. Zehn bis 20 Zentimeter lang und hell- bis dunkelgrün gefärbt, ist die Okraschote äußerlich mit der Peperoni zu vergleichen. Vom Geschmack her fällt sie leicht pikant und würzig aus. Sie eignet sich insbesondere als Bestandteil deftiger Fleischgerichte und scharfer Gemüsepfannen.

Unter den Gewürzen tun sich – weil hierzulande selten benutzt und kaum bekannt – insbesondere Safran und Kardamom hervor. Safran ist ein edles und teures Gewürz, das mit Fleisch und Saucen optimal harmoniert. Kardamom ist hingegen ein günstiges Gewürz, welches sehr häufig in der türkischen Küche zum Einsatz kommt (vgl. Poggenpohl, 2004: S. 10 f.).

In der türkischen Großstadt Istanbul trifft man aufgrund der Vielzahl an Menschen auch auf ein großes kulinarisches Angebot, welches die heterogene Zusammensetzung der Bevölkerung widerspiegelt (vgl. Harris & Loftus, 2014: S. 7). Von Albanern über Mongolen bis hin zu Bulgaren und deren traditionellen Gerichten, ist insbesondere in Istanbul eine noch größere Geschmacks- und Gerichtevielfalt gegeben.

Sie werden in diesem Buch auf auch türkische Rezepte stoßen. Dabei werden wir allerdings – um der Tradition gerecht zu werden, wie es abseits der Großstädte in der Türkei noch der Fall ist – auf typisch türkische Gerüchte setzen und die Fusion der albanischen oder mongolischen Küche außenvorlassen. Was die typisch türkische Küche angeht, so dürfen Sie beruhigt sein: Egal wie ausgefallen es zu sein scheint – den Großteil der Zutaten finden Sie im gewöhnlichen Supermarkt, einen anderen kleinen Teil beim türkischen Händler, wovon es in Deutschland mittlerweile reichlich gibt.

Frankreich

Was Frankreich einzigartig macht und sich sogar in der Küche niederschlägt, ist die Konkurrenz zwischen einzelnen Regionen. Im Südwesten schmeckt es Toulouse und Carcassonne nicht, dass die Stadt Castelnaudary als Metropole des berühmten Bohnengerichtes Cassoulet gilt. Im Südosten konkurrieren Marseille, Korsika und Nizza. Doch so ausgeprägt der Konkurrenzgedanke auch sein mag: Heutzutage schwächt er ab, und eines hat die vielen Mittelmeer-Regionen im Verlaufe der Geschichte stets geeint – die brachiale Qualität der natürlichen Produkte, begleitet vom Olivenöl und dem sommerlichen Aroma der Gewürze.

Berühmt ist in Marseille allem voran die Bouillabaisse. Dieses Gericht nimmt den gesundheitlichen Nutzen von Meeresfisch mehr als nur ernst, da der Leitgedanke lautet: Das Gelingen und der Geschmack hängen von der Vielfalt und der Menge der verwendeten Fische ab. Richtig ist: Hier werden verschiedenste Fischsorten, im Idealfall vom felsigen Grund des Meeres (vgl. André et al., 2002: S. 110), miteinander in einem Gericht vermischt. Am felsigen Grund des Meeres spielen Meerwasser und Kalkstein in einer besonderen Kombination zusammen und verleihen dem Fisch einen charakteristischen Geschmack. Die vielen Fische werden mit dem mediterran fast schon obligatorischen Knoblauch und dem noch wichtigeren Olivenöl vermischt, noch dazu kommt ein orientalischer Einfluss aus der Gewürzwelt durch Safranfäden, während Zwiebeln und Tomaten den Mix abrunden: Gesund, frisch und vor Lebensfreude und Sommergefühlen nur so strotzend!

Huhn à la Creme, Fondues mit Beaufort-Käse, Pissaladière aus Nizza (gebackener Teig mit Oliven, Knoblauch, Zwiebeln und Würzpaste aus Sardellen und Sardinen) usw., die Mittelmeer-Küche Frankreichs geizt nicht mit ausgefallenen Gerichten.

Es sei insbesondere die Kräuterküche aus der Provence hervorgehoben: Hier, wo die Kräutermischungen vereinzelt sogar die Seelen von Gerichten darstellen, ist die Luft verständlicherweise um eine Vielzahl von Aromen bereichert.

Wussten Sie schon?

Nicht umsonst gibt es die auch hierzulande im Supermarkt käufliche Kräutermischung *Herbes de Provence* (Kräuter der Provence). Sie hat sich mit Recht einen Namen gemacht und setzt sich zusammen aus (vgl. Zogbaum, 2001: S. 14):

- Basilikum
- Bohnenkraut
- Fenchel

- Koriander
- Lavendel
- Lorbeer
- Rosmarin
- Salbei
- Oregano
- Thymian

Dabei haben Rosmarin und Thymian den größten Anteil. Nun sind Sie in der Lage, die Kräutermischung selbst zuzubereiten und mengenmäßig bei den einzelnen Zutaten zu experimentieren. Frisch ist eben besser als aus der fertigen Packung.

Auch Rezepte der französischen Küche werden wir Ihnen in diesem Buch vorstellen. Machen Sie sich dabei allerdings keine Sorgen, dass es allzu kompliziert werden könnte. Aus Verständnis für den Wunsch nach Einfachheit wird der überwiegende Anteil der Rezepte simpel, aber dennoch schmackhaft sein. Für die Leser mit hohen Ansprüchen gibt es die Bouillabaisse als Highlight.

Italien

Hierzulande heißt es Pizza und Pasta, in Italien wiederum heißt es: Tore auf für alles, was frisch und gesund ist. So sind italienische Fischspeisen – hierzulande kaum bekannt – ein Ausdruck der „wahren" italienischen Küche. Von Miesmuscheln in Weißwein über gegrillte Sardinen bis hin zu gebratenen Tintenfischringen sind Fischspezialitäten in Italien zuhauf vorhanden. Insbesondere die Vegetarier und Veganer werden das große Angebot der italienischen Küche zu schätzen wissen. Nicht zu vergessen sind die populären Käsesorten, die der Küche Italiens zu verdanken sind:

- Gorgonzola
- Mozzarella
- Parmesan

Berühmt zudem: Die sogenannten Salumi, womit italienische Wurst- und Pökelwaren gemeint sind. Um den Genussfaktor abzudecken, bringen sich die vielen Weinsorten in Stellung. Die Varietäten sind unter den Rebsorten sogar derart ausgeprägt, dass sie den verschiedenen Subtypen der mediterranen italienischen Küche nochmals angepasst werden können. Dabei gibt es verschiedene Weincharaktere, die darüber bestimmen, mit welchen Speisen die einzelnen Weine kombiniert werden.

Früher war Italien wie Spanien für die lange Mittagspause mit einer Siesta berühmt, doch nun ändern zahlreiche Regionen Italiens zunehmend ihre Essgewohnheiten und passen sich der „modernen" Ernährung an, die viel Fertigware und Fast Food mit sich bringt. So hat, Aussagen von Wissenschaftlern zufolge, Italien ein ausgeprägtes Problem mit Typ-2-Diabetikern und Fettleibigkeit in der Bevölkerung. Die Suche nach der Siesta und dem entspannten Lebensstil führt dementsprechend nur noch in entlegene Winkel, da der Großteil der Bevölkerung einer anderen Lebensweise nachgeht. Doch die Tradition lebt vereinzelt nach wie vor weiter, und die fantastischen Gerichte sowie die Weinvielfalt Italiens werden ebenso bestehen bleiben.

Sie werden die italienische Küche im Rahmen der Rezepte am Ende des Buches von einer Seite aus kennenlernen, die den Horizont über Pizza hinauserweitert. Neben vegetarischen Gerichten werden Ihnen schmackhafte Gerichte mit Fleisch und Fisch begegnen. Ein kohlenhydratarmes Italien wird dadurch zur Realität, was hierzulande durch die Vormachtstellung italienischer Pizza und Pasta kaum denkbar ist.

Nordafrikanischer Raum

Im nordafrikanischen Raum sind allen voran zwei Staaten im Hinblick auf die Küche erwähnenswert: Marokko und Ägypten.

Dabei ist Marokko, da das Land nur durch eine kleine Meerenge vom europäischen Raum getrennt ist, in der Ernährung von Europa geprägt. Gleichwohl hinterlässt aber die afrikanische Küche ihre Duftmarke. Und auch der Orient trägt zu Marokkos mediterraner Küche bei. So entsteht eine einzigartige Fusion mehrerer Traditionen. Was in Italien das Bruschetta, ist in Marokko beispielsweise das Brochettes: Ein Salat, der nicht viel mehr als seine Blätter, Gurken, Tomaten und ein variables Dressing zu bieten hat. Doch exakt dieser Minimalismus macht den Reiz aus und weckt als Vorspeise – als äußerst kaloriensparende Vorspeise – die Lust und Vorfreude auf das Hauptgericht. In Italien auf oder neben Baguettes serviert, haben sich die Marokkaner diese Vorspeise in Kombination mit Lammspießen oder anderem Fleisch am Spieß zu eigen gemacht. Auch der afrikanische Einfluss soll mit einem Beispiel belegt werden. Berühmt hierbei ist die Tajine: Dieser Begriff hat zwei Bedeutungen und steht einerseits für den Tontopf, in dem das Gericht zubereitet wird, andererseits jedoch für das Gericht selbst:

- Mandeln
- Pflaumen
- Oliven
- Geflügel
- Ziegenfleisch
- Rosinen

Dies sind nur einige der Zutaten, die in diesem Gericht ihren Platz finden können. Varianten des Gerichts gibt es viele. Noch dazu darf die Würze nicht fehlen, die Marokko mit der berühmten Gewürzmischung *Ras el Hanout*, die sich aus sage und schreibe 35 verschiedenen Gewürzen zusammensetzt, in neue Sphären hebt. Ansonsten finden in vielen Gerichten Gewürze wie Ingwer, Cumin/Kreuzkümmel, Koriander, Zimt und Fenchel Platz. Wer sich einer Diät unterzieht, ist insbesondere für den Zimtgeschmack dankbar, da er die fehlende Zuckersüße mit seinem unvergleichlichen Aroma optimal ersetzt.

Schwenken wir nun zur ägyptischen mediterranen Küche: Vielleicht erinnern Sie sich an den kurzen Passus zum Leben in Alexandria in den 50er Jahren: Eine Metropole war im Aufstieg begriffen. Mag sich noch so vieles – historisch betrachtet – in eine komplett gegensätzliche Richtung entwickelt haben, so ist die ägyptische Küche ihren Traditionen unter den verschiedenen Mittelmeer-Nationen mitunter am treuesten verbunden geblieben. Dies mag mit der Armut der Bevölkerung zusammenhängen, die auf das vertraut, was Nil, Mittelmeer und die weiteren Möglichkeiten der Natur hergeben. Was aus ernährungsphysiologischer Sicht besonders zu begrüßen ist, ist die Tatsache, dass in der ägyptischen Küche Nüsse sehr viel Platz haben. Somit sind hochwertige mehrfach ungesättigte Fettsäuren, Ballaststoffe und eine optimale Sättigung vorprogrammiert. Darüber hinaus erhalten durch den Mix aus orientalischen, persischen und afrikanischen kulinarischen Einflüssen Falafel, Bohnenbrei und würzige Eintöpfe Einzug. Da in den Regionen Ägyptens nahe des Äquators Fisch und Fleisch schnell verderben, hat sich zum ohnehin schon breiten Angebot an mediterranen Gerichten eine erlesene Auswahl an vegetarischen und veganen Speisen hinzugesellt.

Wussten Sie schon?

In Ägypten wird im privaten Rahmen oftmals mit der Hand aus einem Teller gegessen. Dabei ist oberstes Gebot: Immer die rechte Hand benutzen! Denn da die Linke als unrein gilt, wäre dies ein Fettnäpfchen, in welches sie treten würden. Nur zur Information, falls es Sie einmal nach Ägypten verschlägt oder Sie hierzulande bei Ägyptern zum Essen eingeladen sind.

Im Gegensatz zu den Mittelmeer-Regionen Italiens, Frankreichs, Griechenlands, Spaniens und einiger weiterer Länder ist insbesondere im nordafrikanischen Raum das Angebot an Fast-Food-Ketten stark begrenzt. Dementsprechend gibt es in Ägypten „anderes Fast Food": Schnell zubereitete Gerichte mit frischen Lebensmitteln, die vor Gewürzen und Gemüse nur so strotzen. Dies zeigt, dass Sie im Rahmen Ihrer mediterranen Diät mediterrane Küche auch schnell zubereiten können, falls es zwischen Beruf, Kindern, Familie, Sport und/oder sonstigen Verpflichtungen zeitlich einmal eng werden sollte.

Die Rezepte zum Abschluss dieses Buches versorgen Sie mit Anleitungen zur Zubereitung authentischer Gerichte nach nordafrikanischem und mediterranem Vorbild. Dabei ist Wert darauf gelegt, dass Sie die

Extravaganz und die Verschmelzung verschiedenster Küchen spüren können. Da der „europäische Magen"
des Öfteren zu empfindlichen Reaktionen auf die würzigen Speisen neigt, wurden möglichst schonende
Speisen ausgewählt.

Zusammenfassung: Simple Prinzipien weisen den Weg

Die mediterrane Küche – Sie haben es womöglich gemerkt oder werden dies spätestens nach der Umsetzung der ersten Rezepte merken – folgt simplen Prinzipien. Aus einfachen Verhältnissen entsprungen und in armen Verhältnissen in den Mittelmeer-Regionen praktiziert, bietet sie eine Qualität in der Lebensmittelauswahl, die wir hierzulande kaum kennen. Was Ihnen die Umsetzung einfach macht, ist das häufige Vorkommen bestimmter Zutaten/Lebensmittel, zu denen Olivenöl, Schafs- und Ziegenmilchprodukte, Knoblauch und einige weitere zählen. Sollten Sie diese Lebensmittel nicht mögen, dann haben Sie dennoch reichlich Ausweichoptionen. Denn genauso viel Vielfalt wie es in den verschiedenen traditionellen Küchen rund um das Mittelmeer herum gibt, gibt es auch bei der großen Auswahl an Gerichten, sodass sich für jeden Geschmack etwas finden wird. Bei einem Streifzug durch die Küchen hat sich herausgestellt, dass die meisten Teile des Globus Einflüsse auf einzelne Mittelmeer-Küchen und deren Gerichte haben. Doch so viele verschiedene Einflüsse das auch sein mögen: Über allem thronen die Frische und Qualität der Lebensmittel sowie deren einzigartige mediterrane Zubereitung in einem entspannten Rahmen.

Hinweise zur Umsetzung: Worauf zu achten ist und was hilft

Dieses Kapitel geht detailliert auf die notwendigen Hinweise zur Umsetzung der Mittelmeer-Diät ein. Wundern Sie sich in einzelnen Teilkapiteln nicht, dass diese andere Themen als die bloße Ernährungsumstellung behandeln. Zunächst gehen wir auf die Vor- und Nachteile der mediterranen Diät ein und arbeiten dabei das bisher Gelernte auf, was Ihnen bereits umfangreiches Wissen zur Mittelmeer-Kost vermittelt hat. Hier wird es ein wesentlicher Teil sein, Ihnen noch mehr Perspektiven zu eröffnen, um die Mittelmeer-Ernährung erfolgreicher zu gestalten und die Nachteile zu reduzieren. So wird Ihnen auffallen, dass einige der von Kritikern angeführten Nachteile nicht unbedingt gegeben sind. Nach der Betrachtung dieser Vor- und Nachteile schweifen die Inhalte vordergründig von der Ernährungsumstellung ab, da 5 Tipps und Tricks zur Bereicherung des Lebens gegeben werden – aber es schweift nur vordergründig ab. Denn wie Sie sicher gemerkt haben, setzt sich die mediterrane Kost eine bestimmte Lebensphilosophie zum Ziel. Diese besteht aus Entspannung, Ambiente und Ruhe. Wie Sie dies erreichen, ist deswegen ein wichtiger Teil der Ernährungsumstellung. Im weiteren Verlauf erwarten Sie Infos zur Integration sportlicher Aktivitäten in die mediterrane Diät. Dieser Abschnitt ist insofern wichtig, als das Sport es vermag, die Wirkung jeder Diät entscheidend zu verbessern. So erzielen Sie schneller Resultate und die Begeisterung für die neue Ernährung entfaltet Ihre Wirkung stärker. Nun, da die einzelnen Posten dieses Kapitels erklärt sind und allesamt Ihre Berechtigung haben, folgen die Antworten auf aufgekommene Fragen.

Die Vor- und Nachteile im kompakten Überblick

Eingehend haben wir uns nun mit den Besonderheiten, dem zeitlichen Kontext und den Grundprinzipien der Mittelmeer-Diät bzw. Mittelmeer-Ernährung befasst. Dabei sind bereits die meisten Vorteile erwähnt worden, die geringfügigen Nachteile fanden jedoch keinen signifikanten Platz. Um nun einen vollständigen Überblick über die mediterrane Kost und deren Auswirkungen zu verschaffen, werden die Vor- und Nachteile nochmals gegenübergestellt *und* wichtige Tipps gegeben, um die Ernährungsform weiter zu optimieren.

Die Vorteile:

- Ausgewogene Mischkost mit großer Lebensmittelvielfalt
- Hohe Qualität und Frische bei den Lebensmitteln
- Präventions- und Therapiepotenzial bei Krankheiten
- Mehr Entspannung und Ruhe im Leben
- Mit verschiedenen Ernährungsformen (z.B. Vegetarismus, ketogene Ernährung) kombinierbar

Die Nachteile:

- Hohe Anforderungen an Lebensmittelqualität sind mit höheren Lebensmittelpreisen verbunden
- Fettreiche Ernährung erhöht die Blutfettwerte temporär
- In der ursprünglichen Form nicht als Diät vorgesehen

Tatsächlich stehen somit – entgegen dem bisherigen stark positiven Tenor – einige Nachteile auf der Seite der mediterranen Kost. Unterziehen wir alles nun einer genauen Prüfung, um Nachteile durch Lösungen zu ersetzen. Doch vorab fahren wir eine offensive Strategie und nehmen die Vorteile unter die Lupe: Wie lassen sich diese noch vergrößern?

Vorteile: Neue Qualitäten und Wege erschließen sich

Auf der Seite der Vorteile wird zunächst der Aspekt der Kombination mit anderen Ernährungsformen aufgegriffen. Tatsächlich erweist sich die Mittelmeer-Kost mit heutzutage wichtigen und trendigen Ernährungsformen als exzellent kombinierbar.

Dazu zählen beispielsweise der Veganismus und der Vegetarismus. Dabei haben Vegetarier lediglich durch den Verzicht auf Fleisch und Fisch Einbußen. Hier bietet die Küche nach wie vor genug Vielfalt und Optionen. Insbesondere das exotische durch die Mittelmeer-Kost hinzukommende Obst und Gemüse sowie die Gewürzvielfalt bringen ein Plus an Kreativität in die übliche mitteleuropäische vegetarische Küche, die womöglich bisher Sorten wie die Okraschoten und Granatäpfel nur bedingt auf dem Speiseplan stehen hatte. Für Veganer ergibt sich die Einschränkung, zusätzlich auf die Milch- und Käsezubereitungen verzichten zu müssen. Nach wie vor liefert die mediterrane Küche genug Vielfalt, was sich insbesondere in den vielen Arten von Linsen und Bohnen, die bei Veganern beliebt sind, niederschlägt.

Hinsichtlich weiterer Ernährungsformen entpuppt sich eine Kombination mit der ketogenen Ernährung – insbesondere bei diätetischen Zielen – als vielversprechend. Die ketogene Ernährung beschränkt den täglichen Kohlenhydratkonsum auf 50 Gramm. Dies hat den Vorteil, dass der Körper in den Fettstoffwechsel übergeht und Fette wesentlich effizienter verbrennt. Des Weiteren weisen Untersuchungen nach, dass die geistige Leistungsfähigkeit steigt und die Ernährungsform sowohl im Gehirn als auch in anderen Stellen des Körpers entzündungshemmend wirkt. Weitere Mehrwerte sollen hier nicht ausgeführt werden, da dies den Rahmen sprengen würde. Die Umstellung auf einen Fettstoffwechsel kann sich in den ersten drei bis fünf Tagen mit Kopfschmerzen, Unwohlsein und Schwächegefühlen bemerkbar machen und als anstrengend empfunden werden, woraufhin sich danach der Zustand sehr positiv entwickelt und eine neue Lebensqualität einkehrt. Darüber hinaus gibt es einen Tag, an dem die tägliche Kohlenhydratzufuhr von 50 Gramm überschritten werden darf, solange gesunde Kohlenhydratquellen wie Hülsenfrüchte, Nüsse und Vollkornprodukte genutzt werden. Was die Mittelmeer-Kost für eine Kombination mit der ketogenen Ernährung oder auch der milderen Variante (Low Carb mit maximal 130 Gramm Kohlenhydraten täglich) empfiehlt, ist die Tatsache, dass viele Rezepte und die gesamte mediterrane Küche ohne Kohlenhydrate möglich sind. Dies variiert zwar von Region zu Region, doch liegt der Fokus stets auf Fisch, Gemüse, Fleisch, Obst und gesunden Fettquellen wie Nüssen und Olivenöl. Fünf Rezepte zum Ende des Buches werden Ihnen den Low-Carb-Eindruck vermitteln

Hinweis!

Sollten Sie sich für eine Low-Carb-Ernährung anstelle der ketogenen Ernährung entscheiden, dann bleibt der Vorteil des Fettstoffwechsels aus. Der Körper wechselt nämlich erst bei einem konstanten Maximum von 50 Gramm täglich in den Fettstoffwechsel. Darüber bietet eine Low-Carb-Ernährung zwar auch eine verbesserte Fettverbrennung, kann im Hinblick auf viele Aspekte jedoch nicht mit der ketogenen Ernährung mithalten.

Nun haben Sie durch die Kombination mit der Keto-Ernährung sowie Low-Carb-Ernährung bereits einen Weg kennengelernt, wie Sie die Vorteile der mediterranen Kost verstärken. Weitere Ernährungsformen, die sich mit der Mittelmeer-Diät kombinieren lassen, sind die folgenden:

- Paleo-Ernährung
- Säure-Basen-Diät
- Trennkost nach Hay

Unter all den verschiedenen Ernährungsformen sind die Keto- und die Low-Carb-Ernährung jedoch jene, die nach wissenschaftlichen Standards die fundiertesten sind und am meisten erwiesene Vorteile für Diäten mit sich bringen.

Auf einen weiteren Vorteil der mediterranen Küche, und wie sich dieser intensivieren lässt, soll noch eingegangen werden: Hierbei handelt es sich um die Ausgewogenheit und Vielfalt. Dieser Aspekt gewährleistet, dass der Körper mit allen wichtigen Vitaminen, Mineralstoffen sowie weiteren Mikro- und Makronährstoffen versorgt wird. Sollten Sie sich an Rezepten versuchen, dann halten Sie sich keineswegs damit auf, immer dieselben fünf bis zehn Lieblingsrezepte zu kochen. Dies mindert die ursprünglich vorhandene Vielfalt und birgt das geringe Risiko einer Unterversorgung mit bestimmten Nährstoffen. Nun bleibt die Mittelmeer-Kost dennoch gesund, aber wenn Sie dauerhafte Abwechslung, viele Überraschungen und den maximalen Nutzen für Gesundheit und optimalen Genuss haben möchten, dann probieren Sie regelmäßig neue Rezepte aus. Nur, wenn Sie proaktiv die Vielfalt suchen und sich entlang der Balkanroute über die Türkei und Griechenland sowie weitere verschiedene Küchen bis hin nach Frankreich durcharbeiten, werden Sie eine ständige Bereicherung und Vielfalt erleben.

Hinweis!

Die Mittelmeer-Kost ist derart vielfältig und hochwertig, dass bei deren konsequenter und abwechslungsreicher Praxis keinerlei Nahrungsergänzungsmittel wie Vitamin- und Mineralstoffpräparate oder Omega-Fettkapseln notwendig sind, wie dies hierzulande teilweise angeraten ist, weil die mitteleuropäische Kost einige Mängel aufweist. Die Ausnahme bilden jedoch Veganer: Durch den Verzicht auf tierische Produkte im Rahmen der mediterranen Ernährung sind Veganer für den Mangel an Vitamin B12 anfällig. Dieses ist für den Körper absolut essenziell. Hier muss eine Ergänzung des Vitamins durch Nahrungsergänzungsmittel erfolgen.

Somit sind die Vorteile und die Frage, wie sich diese durch zusätzliche Maßnahmen vergrößern lassen, abgehandelt. Auf den Vorteil der Ruhe und Entspannung wird im nächsten Unterkapitel eingegangen. Dort erfahren Sie, wie Sie mit fünf Tipps und Tricks Ihr Leben noch weiter bereichern können. Dabei wird eine optimale Herstellung von Ruhe und Entspannung durch Maßnahmen im Rahmen des Alltags genau erklärt werden.

Nachteile: Auswirkungen auf das Nahrungsmittelbudget und Lösungen

Es werden nun die Nachteile einer Betrachtung unterzogen. Dabei prüfen wir jeden Nachteil einzeln und untersuchen, wie dieser zu gewichten ist und wie er sich unter Umständen mindern oder beseitigen lässt. So werden Sie für die Umsetzung positiver gestimmt und erhalten lösungsorientierte Vorschläge für die potenziellen Hürden.

Der Kostenpunkt: Wie lassen sich die Kosten trotz der hohen Anforderungen geringhalten?

Die vielfache Befürchtung des hohen Kostenpunkts bei Lebensmitteln aus der mediterranen Ernährung wird durch die Anforderungen an die Qualität und Frische abgeleitet. Tatsächlich kostet es mehr, wenn

Sie dieselbe Menge eines Lebensmittels in hoher Qualität in einem Supermarkt kaufen oder online bestellen, wenn dieses frisch ist und weitere Anforderungen, wie beispielsweise die Bio-Qualität, erfüllt.

Doch ob Sie es glauben, oder nicht: Wenn Sie einen Monat lang Ihre Kosten für Lebensmittel – auch für das Essen auswärts – auflisten und dann mit einem Monat mediterraner Ernährung vergleichen, ist es unter Umständen sogar möglich, dass Sie günstiger wegkommen. Zwar sind hochwertige Lebensmittel teurer, doch im Rahmen der bisherigen Ernährung sorgt häufig die Menge für hohe Kosten:

- Spontan bei McDonald's vorbeigeschaut und sich für ein Menü entschieden? Für die Kosten von acht bis zehn Euro und schnell erneut eintretenden Hunger – das Menü sättigt aufgrund des hohen Zuckergehaltes nur bedingt – können Sie im Bio-Supermarkt ausreichend Gemüse für eine ganze Mahlzeit kaufen!
- Achten Sie darauf, wie viel Sie unter Umständen kaufen, was sich im Nachhinein als überflüssig erweist. Aber es war günstig, also hat man's gekauft...
- Insbesondere die vielen Desserts, Süßwaren und süßen Getränke schlagen auf den Geldbeutel und steigern dazu noch die Lust nach mehr.

In Anbetracht dessen, was Ihnen hochwertige Lebensmittel gesundheitlich bieten, sind die höheren Einzelkosten bereits gerechtfertigt. Hinzu kommt allerdings als großer Vorteil hinsichtlich der Kosten, dass Sie effektiver sowie langfristig gesättigt werden, bewusster einkaufen und ebenso bewusster essen. So kommt unter Umständen die Überraschung zustande, dass Sie am Ende sogar kaum abweichende Kostenstrukturen im Vergleich zu den jetzigen Investitionen in Lebensmittel haben.
Falls Sie dennoch gezielt bei frischen Lebensmitteln sparen möchten, seien Ihnen hierzu die folgenden Ratschläge mit an die Hand gegeben:

- Selbst anbauen: Wer einen eigenen Garten hat, profitiert davon, in großem Umfang Gemüse und Obst anbauen zu können. Doch auch der eigene Balkon reicht für einen Anbau in kleinem Maße aus. Selbst exotische Sorten wie die Okraschote lassen sich in Gewächshäusern kultivieren.
- Spezialisierte Unternehmen oder Portale wie Lebensmittel bestellen 24 im Internet eröffnen die Möglichkeit auf eine präzise Selektion und eine pünktliche Lieferung frischer Lebensmittel. Durch das hohe Lieferaufkommen sind die Preise manchmal niedriger als beim Kauf in Supermärkten.
- Obst und Gemüse aus der Saison zu kaufen, ist im Supermarkt vorteilhaft und eröffnet zudem die Chance, direkt beim Bauern oder auf dem Wochenmarkt in hoher Qualität zu kaufen. Der Saisonkalender vom BZFE (Bundeszentrum für Ernährung) klärt darüber auf, was als saisonale Ware gilt.

> ### Tipp!
>
> Informieren Sie sich bei jedem Obst und Gemüse über die optimale Lagerung. Diese fällt mit jeder Sorte anders aus, weswegen Sie gut beraten sind, je nach Bedarf selbst im Internet zu recherchieren. Durch eine gute Lagerung werden die Lebensmittel nicht nur frischer ausfallen, sondern auch länger haltbar. So bleiben Ihnen unnötige Fehlinvestitionen in verderbliche Lebensmittel erspart.

Die Erhöhung der Blutfettwerte: Ein reales Problem?

Es stimmt: Die mediterrane Kost ist fetthaltiger als es die Menschen in Mitteleuropa gewohnt sind. Dies macht sich auch im Blut bemerkbar, indem eine temporäre Erhöhung der Blutfettwerte nach den Mahlzeiten stattfindet. Es erfordert – ehe sich unser Körper daran gewöhnt hat – mehrere Monate Praxis, bis sich die Blutfettwerte ebenso schnell wie bei den Menschen in den Mittelmeerregionen normalisieren. Dieser Fakt wird von Kritikern gelegentlich als gesundheitliches Risiko und Nachteil der mediterranen Kost angeführt. Wir haben jedoch an dieser Stelle bereits eingehend beleuchtet, dass die Fettquellen für die Gesundheit vorteilhafte Zusammensetzungen aufweisen. Diese bringen den Cholesterinspiegel auf ein gutes Niveau. Des Weiteren sorgt die Tatsache, dass Kohlenhydrate eine geringere Rolle spielen, dafür, dass die Fettsäuren vermehrt als Energiequellen herangezogen werden. Dies trägt alles in allem zu einer Senkung der Blutfettwerte bei.

Dieser Nachteil ist also ein Mythos. Der Vollständigkeit und der häufigen Erwähnung von Kritikern wegen wurde er hier jedoch beleuchtet.

Der Aspekt Diät: Eignet sich die Mittelmeer-Ernährung überhaupt als Diät?

Ihnen ist womöglich aufgefallen, dass die mediterrane Kost in diesem Buch verschiedene Bezeichnungen erhält. So wechseln sich Mittelmeer-Ernährung und Mittelmeer-Diät beispielsweise häufig ab. Neben der besseren und abwechslungsreicheren Lesbarkeit und somit aus stilistischen Gründen hat dies einen weiteren logischen Grund: Die verschiedenen Begriffe sollen der Tatsache gerecht werden, dass eine mediterrane Kost nicht zwingend zur Diät verwendet werden muss. Dies ist insbesondere für Sie wichtig, wenn Sie Ihr Wunschgewicht erreicht haben. Auch danach geht es mit der Mittelmeer-Ernährung weiter. Wenn man es streng betrachtet, ist die Mittelmeer-Kost ursprünglich keine Diät. Die Einwohner von Mittelmeerregionen verwenden diese als dauerhafte Ernährungsform. Kritiker führen aus diesem Grund häufig an, dass die Mittelmeer-Kost für Diäten ungeeignet ist. Mit dem hohen Fettgehalt sowie dem tendenziell reichhaltigem Konsum der Speisen und noch dazu ohne spezifische Anleitungen zum Sport würde eine mediterrane Kost eher potenziell Übergewicht fördern.

Zu dieser Aussage muss jedoch konstatiert werden: Diese Kritik kann ebenso auf jede andere Art von Ernährungsweise angewendet werden. Denn Ernährungsformen sind das, was wir daraus machen. So gilt bezüglich der Eignung der mediterranen Ernährung als Diät Folgendes:

- Um abzunehmen, müssen Sie weniger Kalorien zu sich nehmen als Sie verbrennen. Dann mobilisiert Ihr Körper nach und nach die Reserven. Wie Sie die Kalorienmenge richtig berechnen, erfahren Sie zu Beginn des nächsten Kapitels.
- Bei Diäten ist es darüber hinaus vorteilhaft, sportliche Aktivität zu integrieren. Dadurch steigert sich nicht nur der Kalorienverbrauch, sondern es treten diverse weitere positive Effekte ein, die beispielsweise eine Hautstraffung und eine definierte Figur zur Folge haben.

Somit mag eine mediterrane Kost ursprünglich nicht als Diätkonzept angedacht worden sein, dennoch vereint sie zahlreiche gewichtsreduzierende Effekte wie eine verbesserte Fettoxidation durch den geringeren Kohlenhydratgehalt und einen geringen Zuckergehalt. Somit erweist sie sich, wenn die Grundprinzipien von Diäten eingehalten werden und Sie nicht dem maßlosen Genuss verfallen, als absolut geeignet für eine Diät. Weiteres hierzu finden Sie im nächsten Kapitel.

5 Tipps & Tricks für eine tiefgreifende Bereicherung des Lebens

Bereichern Sie Ihr Leben! Wenn Sie eines Tages oder Abends in bester Gesellschaft oder auch allein den Gedanken haben „Ich bin glücklich", dann haben Sie bereits viel mehr erreicht als die meisten Personen. Was ist Glück? Letzten Endes handelt es sich dabei um jenen Geisteszustand, nach dem alle Personen trachten, so verschieden sie diesen definieren mögen. Wo entlang führt der Weg zum Glück? Natürlich über den Magen...

#1: Die richtige Atmosphäre fördern

Doch damit sich die Wirkung über den Magen angemessen entfalten kann, ist es angeraten, die Atmosphäre zu fördern. Dabei können Sie sich einerseits in den vielen Ratschlägen verlieren, die es im Internet gibt, die Ihnen von leuchtenden Kerzen und gedämmtem Licht erzählen, oder aber Sie sorgen auf einem wirklich kreativen und innovativen Wege für eine großartige Atmosphäre. Die folgenden drei Ratschläge zum Kreieren einer großartigen Atmosphäre führen Sie durch alles, was Sie benötigen, um die mediterrane lockere und entspannte Stimmung zu fördern.

Die Atmosphäre fängt schon bei Tagesbeginn an

Haben Sie einen besonderen Abend mit Ihrem Partner, Ihrer Partnerin oder anderen Personen im Sinn? Um einen Abend besonders zu machen und mit der richtigen Atmosphäre zu gestalten, müssen Sie den ganzen Tag über – vom Aufstehen bis zum entsprechenden Moment – den Grundstein dafür legen. Glauben Sie, dass wenn Sie morgens verspätet aufstehen und zur Arbeit hetzen, Sie sich am Abend wirklich entspannen können? Denken Sie, dass die richtige Atmosphäre aufkommt, wenn die Kinder nicht adäquat versorgt sind und Sie sich permanent Sorgen um diese machen müssen? Auch mit Kerzenschein und Dämmerlicht: Auf keinen Fall!

Es ist in Ordnung, wenn die Dinge mal nicht so laufen wie geplant. Schließlich sind wir alle nur Menschen und machen Fehler. Doch bedenken Sie: Der Genuss und das Durchhaltevermögen, welches die mediterrane Ernährung mit ihrer Philosophie transportiert, können sich nur dann entfalten, wenn Sie bis zum Abend einen entspannten und lockeren Tag hatten und sich am Abend nicht um diese oder jene Dinge Sorgen machen müssen. Wie Sie dies erreichen?

- Planen Sie schon am Abend zuvor den kommenden Tag und legen Sie die Zeiträume für einzelne Tätigkeiten großzügig fest, damit kein Zeitdruck aufkommt.
- Überlegen Sie vorher genau, ob die Kinder dabei sein sollen und wer sonst noch eingeladen ist. Sollen die Kinder nicht dabei sein, dann geben Sie diese in zuverlässig Hände. Laden Sie keine negativen oder deprimierten Personen ein.
- Sorgen Sie dafür, dass Sie sich im Tagesablauf von unnötigen Belastungen befreien. Verschieben Sie möglichst viele Verpflichtungen und Ballast auf die darauffolgenden Tage.

Hinweis!

Wenn darauf hingewiesen wird, dass Sie Ihre Kinder in Obhut geben sollen, dann ist damit nicht gemeint, dass Kinder unerwünscht sind. Sehr wohl lässt sich auch eine angenehme Atmosphäre mit der Verspieltheit und der Freude der Kinder schaffen. Aber gelegentlich möchte man mehr Freiraum haben; insbesondere, wenn die Kinder jung und außer Rand und Band sind. Der Job der Mama braucht auch mal eine kleine Auszeit. Lediglich darauf spielen die Hinweise an.

Die Standards: Vom Kerzenschein über Farbspiel bis zum optimalen Gedeck

Nun kommen die Tipps zur Atmosphäre, die Sie womöglich als Standards auffassen, weil diese im Internet häufig nachzulesen sind. Der Vollständigkeit halber soll aber auf diese an dieser Stelle eingegangen werden. Es handelt sich um die Vorbereitung des Abends, des Mittags oder wann immer die jeweilige Situation gegeben ist, die in großartiger Atmosphäre stattfinden soll:

- Optimale Beleuchtung: Sorgen Sie dafür, dass das Dinner mit Kerzenschein inszeniert wird. Wenn Sie es noch extravaganter haben möchten, dann schaffen Sie sich sogenannte Flammenlampen an. Diese wirken imposanter und sorgen in Winterzeiten sogar für Wärme.
- Farbspiel: Spielen Sie nicht mit dunklen Farben, auch nicht nur mit hellen. Sorgen Sie durch Abwechslung und Akzentuierung für eine optimale Atmosphäre: Die Servietten dunkel, der sonstige Tisch weiß. Dazu das gedämmte Licht. Es sind die kleinen Dinge, die eine große Wirkung entfalten.
- Geheimtipp: Sorgen Sie dafür, dass der Lichteinfluss indirekt ist. Dies ist gegeben, wenn das Licht von einer Oberfläche aus reflektiert wird, also nicht von der eigentlichen Lichtquelle aus direkt auf die Umgebung fällt.
- Störfaktoren ausblenden: Achten Sie darauf, dass keine hämmernde Waschmaschine oder eine zu kalte Raumtemperatur die Atmosphäre verderben. Sorgen Sie für eine mittlere Raumtemperatur von rund 22 bis 25 °C, im Rahmen derer sich nahezu jede Person – unabhängig von der Kleidung – wohlfühlt. Von den Geräuschen her sollten das einzige, was zu hören ist, die Gespräche sowie die eventuelle Hintergrundmusik sein.

Vielmehr ist es nicht in dem Moment, in dem Sie gemeinsam mit anderen Personen, mit einer Person oder auch nur allein den Abend oder Mittag verbringen: Farben und Licht!

Gesellschaft: Wieso einzelne Personen das Vermögen haben, Momente entscheidend zu prägen

Vielleicht haben Sie es einmal erlebt: Es gibt diese eine Person, die komplette Abende auf den Kopf stellt, Menschen positiv stimmt und für eine unvergleichliche Stimmung sorgt. Wenn Sie Menschen kennen, die humorvoll, charismatisch oder auf andere Art und Weise faszinierend sind, dann laden Sie diese ein. Diese Personen vermögen es, eine eher schlechte Atmosphäre in eine grandiose umzuwandeln und deprimierte Personen glücklich zu stimmen. Nehmen Sie hingegen Abstand davon, Personen einzuladen, die gerade eine schwierige Phase durchmachen oder das Stimmungsbild auf anderweitige Art und Weise trüben.

Hinweis!

Es geht bei diesem Hinweis gar nicht darum, schlecht gelaunte Personen auszugrenzen. Vielmehr ist das Problem, dass diesen Personen eine lachende Gesellschaft zum Teil nicht guttut. Sie haben ein Problem zu verarbeiten. Dieses wird nicht durch das subjektiv als provokativ wahrgenommene Lachen und einige Gläser Rotwein behoben. Seien Sie deswegen für schlecht gestimmte Personen auf andere Weise da.

#2: Achtsamkeit für den Genuss entwickeln

In einem Ratgeber über die Shaolin (*Shaolin – Du musst nicht kämpfen, um zu siegen*; Bernd Moestl, 2008) war einst zu lesen, wie das perfekte Foto zu entwickeln ist. In sich gehen, tief ein- und ausatmen – immer wieder aufs Neue – und alles andere ausblenden. Dann auf die Landschaft oder das Szenario blicken. In die Kamera, auf die Landschaft. In die Kamera, aufs Szenario. Und irgendwann kommt der Moment, in dem man das perfekte Bild gefunden hat: Es ist dieser Moment, der die komplette Ehrfurcht gegenüber der Situation, die es zu fotografieren gilt, abbildet. Und dann wird das Foto geschossen. Es erweist dem Szenario alle Ehrfurcht.

Mehr braucht es an Ratschlägen nicht. Ohne um den eigentlichen Sachverhalt herum zu reden: Den absoluten Genuss erhalten Sie, wenn Sie im entsprechenden Moment sind. Diesen zu erreichen, ist weder ein meditativer Akt noch eine große Kunst. Es erfordert nur eine kleine Prise Konzentration:

- Sie essen oder trinken etwas? Dann konzentrieren Sie sich ganz auf den Geschmack. Nehmen Sie die einzelnen feinen Geschmacksnoten wahr, die der Rotwein, das Koriander-Gewürz oder andere Akzente hinterlassen. Hierfür müssen Sie langsam konsumieren.
- Atmen Sie ein und aus, ein und aus, und folgen Sie ausschließlich Ihrem Atem. Machen Sie dies zwei bis drei Minuten lang, dann werden Sie die Reize des Augenblicks – ob Geschmack, Massage oder andere Dinge – intensiver wahrnehmen.
- Versuchen Sie, sich auf eine Sache, die gerade in Ihrem Umfeld passiert, hingebungsvoll zu konzentrieren – ob Geräusche des Verkehrs, Gespräche im Lokal oder Töne der Musik. Dann lenken Sie Ihre Aufmerksamkeit weg von diesem Aspekt zur aktuellen Situation. Sie werden die Dinge intensiver wahrnehmen.

Achtsamkeit entsteht durch Übung. Übung erfordert mehrmalige Praxis. Nutzen Sie deswegen jede Chance, um die hier genannten Tipps zu üben. Sie werden merken, dass sich vieles in Ihrem Alltag zum Positiven entwickelt. So werden Sie mit der Zeit die Konzentration bei der Arbeit steigern oder aber Sie werden die Speisen umso mehr genießen. Aufmerksamkeit für den Moment – ein unerlässlicher Teil der mediterranen Diät, der Sie mit Geduld essen und so manch zusätzliche Kalorie sparen lässt. Merken Sie nun, wie eng die mentalen Attribute mit dem Erfolg einer Diät verwoben sind?

Wussten Sie schon?

Sättigungsgefühle werden durch Magendehnung beim Essen ausgelöst, welche sich allerdings nur bemerkbar macht, wenn Sie langsam essen. Eine Achtsamkeit für den Genuss lässt sie langsam essen. Ein langsames und „genusserfülltes" Essen begünstigt somit ein schneller eintretendes Sättigungsgefühl. Dieses vereinfacht Ihnen Ihre Diät, da Sie weniger bzw. seltener zu Hunger neigen und somit moderatere Mengen verzehren.

#3: Geist UND Körper verwöhnen

Wie Sie den Geist verwöhnen, haben Sie durch die ersten beiden Ratschläge bereits erfahren. Auch die letzten beiden Ratschläge gehen in dieselbe Richtung: Den Geist verwöhnen und dadurch die Grundlagen für eine erfolgreiche mediterrane Ernährung schaffen. Aber dieser eine Abschnitt geht auf das Verwöhnen des Körpers ein.

Diese ist bereits zum einen durch die gesunde Ernährung abgedeckt. Mit fortschreitender Diät kommt noch Ihr Gewichtsfortschritt hinzu, welcher Ihnen ein größeres Selbstbewusstsein verschafft und Sie zufrieden stimmt, weil es schlicht und einfach vorwärts geht bei der Erreichung Ihres Ziels, Traumes oder Wunsches. In diesem Schritt jedoch erhalten Sie direkt anwendbare Methoden, die sich nutzen lassen, um das Wohlbefinden für den Körper zu steigern:

- Wellness
- Beauty
- Sport

Wellness äußert sich in Massagen, Saunagängen und Fußbädern, um nur einige Beispiele zu nennen. Neben der bloßen körperlichen Wirkung hat es einen psychischen Effekt: Sie drücken durch Wellness aus, wie viel Wertschätzung Sie für sich selbst empfinden. Unterschätzen Sie deswegen den Teil „Wellness" nicht, den Sie kostentechnisch sogar sehr gering halten können. Organisieren Sie Massagen unter Freundinnen oder mit Ihrem Partner/Ihrer Partnerin. Bereits kleinste Sessions entfalten hier eine große Wirkung. Fußbäder sind ebenfalls leicht realisiert, indem Sie diese bei Drogeriemärkten kaufen und sie mit warmem Wasser selbst vorbereiten. Über allem steht jedoch: Was auch immer Sie machen – nehmen Sie es bewusst wahr und schalten Sie vom Alltag ab!

Ebenso leicht wie Wellness lassen sich zudem die Beauty-Anwendungen gestalten: Wussten Sie, dass Sie mit Olivenöl – ja tatsächlich, mit dem A und O der mediterranen Ernährung als Zutat – eine Vielzahl an Beautyanwendungen durchführen können? Neben der eigens angefertigten Gesichtsmaske durch Olivenöl oder der mit Olivenöl durchgeführten Reinigung für Haut und Haar steht Ihnen eine Vielzahl bereits vorgefertigter Kosmetik-Produkte zur Verfügung.

> *Tipp!*
>
> Kaufen Sie die Kosmetikprodukte ebenfalls in hoher Qualität ein, wie es bereits bei den Lebensmitteln im Rahmen der mediterranen Ernährung der Fall ist. Denn je natürlicher die Kosmetikprodukte sind, desto weniger unerwünschte Hautreaktionen werden auftreten.

Und auch unter dem Aspekt „Beauty" ist eine mentale Wirkung zu sehen: Wenn Sie Maniküre und Pediküre durchführen, dann gibt Ihnen dies im Unterbewusstsein eine Sicherheit, die Sie nach außen hin ausstrahlen. Alles hängt somit eng zusammen bei der mediterranen Ernährung.

Im Bereich des Sports seien nur einige Aspekte erwähnt, da dieser in einem separaten Unterkapitel noch ausführlich zur Sprache kommt. Aber um bereits die Neugier für diesen wichtigen Aspekt einer jeden Diät zu wecken:

- Sport steigert durch entsprechende Hormonausschüttung Ihre Glücksgefühle.
- Sport bringt Sie dem Erreichen Ihres Ziels – der Gewichtsreduktion – bedeutend näher und steigert dadurch Ihr Durchhaltevermögen.
- Sport strafft Ihre Haut und steigert durch den Muskelaufbau den Kalorienverbrauch, weswegen Sie nicht nur schneller abnehmen, sondern es sich während Ihrer Diät tendenziell auch erlauben dürfen, etwas mehr zu essen.

Sie erkennen: Auch Sport ist wichtig. Verwöhnen des Geistes und des Körpers sind somit in der Regel eng miteinander verbunden. Sie haben nun einige Tipps erhalten. Was den Sport als wichtigsten Co-Faktor der Ernährungsumstellung angeht, so erhalten Sie in der Folge dieses Kapitels noch eine Fülle an hilfreichen Ratschlägen, welche Sportarten bei der Durchführung von Diäten geeignet sind. Dabei wird auch verstärkt auf Sport bei Krankheiten und Sportarten im Sitzen – bei starken körperlichen Einschränkungen wichtig – eingegangen.

#4: Den Genuss regelmäßig mit anderen Personen teilen

„Mediterran essen" bedeutet, nicht allein zu essen. Da die mediterrane Ernährung Ihrem Ursprung nach eigentlich keine Diät ist, darf diese Regel auf Diäten übertragen werden. Sollten Sie in familiären oder freundschaftlichen Runden essen, hat dies sogar Effekte, die über eine reine Diät hinausgehen. So sind im Hinblick auf Familien und insbesondere auf Kinder reichlich positive Effekte zu sehen.

Allen voran profitieren die Kinder dadurch, dass gemeinsames Essen – sei es am Abend, am Mittag oder auch am Morgen – schlicht und einfach verbindet. Erfahrungsgemäß ist jedoch das gemeinsame Abendessen am vorteilhaftesten, da die Gedanken hier nicht beim bevorstehenden und noch ungewissen Tag sind, sondern weitestgehend entspannt, da der Tag bereits gelaufen ist. Eine Zusammenkunft zum gemeinsamen Essen am Abend ist längst keine Normalität mehr bei Familien, ist es doch so, dass heutzutage Eltern beruflich zunehmend eingespannter sind. Kommen Familien dennoch zusammen, hat dies für Kinder, aber ebenso für andere Personen wie Sie selbst folgende Vorteile:

- Gemeinsames gesundes Essen bereitet Freude und macht Spaß.

- Der Tisch ist liebevoll gedeckt und man hat sich gegenseitig geholfen: Dies lässt darauf schließen, dass man sich liebt und gegenseitig unterstützt.
- Der gemeinsame Genuss steigert das Bewusstsein und bildet gemeinsame Interessen.

Für Kinder kommt zudem der Vorteil hinzu, dass sie dadurch lernen, Tischmanieren zu entwickeln. Denn es ist davon auszugehen, dass zumindest Vater oder Mutter oder gar beide darauf hinweisen, welches Verhalten in gewissen Situationen angemessen ist, und welches eben nicht.

Neben Kindern freuen sich insbesondere Großeltern, wenn diese auch in die kleinsten Aktivitäten mit einbezogen werden. Selbst in Zweisamkeit herrscht im hohen Alter doch eine gewisse Einsamkeit. Die mediterrane Ernährungsphilosophie hält aber für alle einen Platz bereit und zeigte für sämtliche Beteiligten, wie wichtig diese sind. Tun Sie das auch!

#5: Neuen Erfahrungen offen begegnen

Der letzte Absatz möchte mit einer eventuell noch vorhandenen Skepsis gegenüber der Umsetzung dieser Ernährungsweise bei Ihnen aufräumen. Sind Sie skeptisch, dann habe ich vollstes Verständnis. Doch nicht, weil Skepsis bei den Umstellungen durch die mediterrane Ernährung angemessen ist. Vielmehr deswegen, weil Skepsis heutzutage immer mehr in Mode gerät. Ehe dieses Buch in die philosophische oder gar gesellschaftskritische Richtung überschweift, soll nur gesagt sein: Das Leben hält viele grandiose Erfahrungen – im Sinne des Kapitels „viel Bereicherung" – für die Menschen bereit. Doch die Skepsis steht der Umsetzung oftmals im Weg. Möglicherweise mögen Sie nun denken, es sei schwer, die mediterranen Gerichte zu kochen und eine Flasche Rotwein zu beschaffen...

Nein, das ist es nicht: Gehen Sie in den nächsten Supermarkt – oder noch besser: Bio-Laden – und kaufen Sie ein, was Sie für das Rezept Ihrer Wahl benötigen. Es wird da sein; und wenn nicht, dann ersetzen Sie einfach ein Gewürz oder lassen dieses aus. Dies ist nicht entscheidend.

Vermuten Sie, dass es schwer ist, Familie und Freunde gemeinsam an den Tisch zu bringen?

Vielleicht wird es am Anfang den einen oder anderen Misserfolg geben, aber alles in allem werden Sie nach und nach mehr Personen zusammentrommeln. Denn es gilt die einfache Regel: Kommen die ersten Menschen regelmäßig zu gemeinsamen Abenden – seien solche Abende auch nur hin und wieder veranstaltet – dann werden mit der Zeit weitere Personen hinzukommen.

Trauen Sie sich selbst nicht zu, das alles zu managen?

Es erfordert kein Management. Sie müssen einfach nur das erste Rezept nehmen und loslegen. Sie wissen, dass es funktioniert. Fangen Sie mit der mediterranen Kost an und lassen Sie alles Weitere geschehen.

Es kommt also darauf an, den neuen Dingen und Erlebnissen offen zu begegnen. Dies gestaltet sich einfacher, je länger Sie durchhalten und die Vorteile der mediterranen Kost erleben.

Über die Rolle der Bewegung

Es ist sinnvoll, den Sport als ergänzendes Mittel bei Diäten zu nutzen. Heutzutage wird es weitestgehend gar als obligatorisch aufgefasst, den Sport zum Teil einer Gewichtsreduktion zu machen. Dennoch sei gesagt: Sport ist kein Muss. Eine Diät steht und fällt mit der Kalorienbilanz und der Qualität der Lebensmittel, die wir unserem Organismus offerieren.

Von daher können Sie frei entscheiden, wie Sie es mit dem Sport halten. Falls Sie den Sport mit einbauen möchten, dann erwarten Sie folgende drei wesentliche Vorteile bei Ihrer mediterranen Diät:

- Ablenkung
- Beschleunigung der Ergebnisse
- Stressabbau

Ein Punkt, der über den Erfolg von Diäten und anderen Ernährungsumstellungen entscheidet, ist die Sichtbarkeit der Fortschritte. Dies hat umgehend Auswirkungen auf die Psyche. Ein Mensch, der jede Woche optisch deutlich positive Ergebnisse verzeichnet, bricht eine Diät mit wesentlich geringerer Wahrscheinlichkeit ab. Das Problem: Die Fortschritte werden allein durch eine Diät mit der Dauer immer langsamer sichtbar. Deswegen ist Sport als Ergänzung vorteilhaft. Er lässt die Pfunde schneller purzeln als die alleinige Ernährungsumstellung.

Was zudem in der mediterranen Ernährung vorteilhaft greift, ist der Stressabbau dank des Sports. Der Stressabbau ist der Ausschüttung von Anti-Stress-Hormonen zu verdanken, nämlich den Endorphinen. Diese wirken nicht nur Stress entgegen, sondern rufen zugleich Glücksgefühle hervor. Am effektivsten macht sich diese Wirkung bei Ausdauersportarten bemerkbar. Der Kraftsport bekämpft allerdings den Stress ebenfalls effektiv. Hier kommt hinzu, dass Sie durch den aus dem Kraftsport resultierenden Muskelaufbau Ihre Körperhaltung verbessern und Beschwerden lindern. Aus psychischer Sicht sind Muskelzuwachs und eine verbesserte Haltung Faktoren zur Steigerung des Selbstwertgefühls. So kommen Sie noch selbstbewusster aus der Diät hervor, was ein weiteres Ziel sein sollte.

Wir resümieren also bisher: Sport kann Diäten beschleunigen, die Disziplin und Motivation zum Durchhaltevermögen optimieren und noch dazu Stress abbauen. Insbesondere der Stressabbau und eine entspannte Lebenshaltung kommen Ihnen im Rahmen der Mittelmeer-Ernährung zugute. Deswegen nehmen wir nun geeignete Sportarten für die Ergänzung einer Diät ins Visier.

Geeignete Sportarten

Welche Sportarten geeignet sind, hängt von Ihren konkreten Zielen, Ihrem körperlichen Zustand sowie Ihren Vorlieben ab. Pauschalisieren lässt es sich hier kaum, weshalb Sie im Folgenden bedarfsgerechte Empfehlungen mit näheren Erläuterungen finden. Dabei gehen wir in erster Linie davon aus, dass Sie keinerlei körperliche Gebrechen haben und sich bester Gesundheit erfreuen. Hier sind folgende drei Optionen für den Start vielversprechend:

- Ausdauersport
- Fitness
- Schwimmen

Hinweis!

Welche Sportarten sich bei Krankheiten empfehlen – und speziell, welcher Sport im Sitzen möglich ist –, wird nach den folgenden drei Sportarten in separaten Abschnitten vorgestellt. Selbst, wenn Sie keine Krankheiten haben sollten, ist es ratsam, sich die vorgestellten Sportarten anzuschauen. Diese sind nämlich ebenso für gesunde Menschen geeignet und bieten Ihnen eine noch reichere Auswahl zur Integration von Sport in Ihre Diät.

Ausdauersport

Hier dürfen Sie sich vor allem zwischen den populären Sportarten Fahrradfahren und Laufen entscheiden. Aber auch die Wahl eines entsprechenden Gerätes für zuhause oder im Fitnessstudio kommt in Frage.

Das Fahrradfahren: Moderater Sport

Zunächst sei gesagt, dass Fahrradfahren unter zahlreichen Gesichtspunkten zu den gesündesten Sportarten zu zählen ist. Zum einen im Hinblick auf die Gelenke, zum anderen unter Berücksichtigung des Herz-/Kreislaufsystems. Für die Gelenke ist das Fahrradfahren deswegen so gesund, weil hier die sprunghaften Bewegungen des Laufens ausbleiben. Bei moderater und durch die Gänge flexibel einstellbarer Belastung werden die Gelenke kaum beansprucht. Jedoch müssen Sie auf die richtige Einstellung von Sattel, Lenker & Co. achten, damit es ergonomisch vonstattengeht.

Ansonsten überzeugt der Radsport durch eine weitere Qualität: Sie profitieren davon, dass der Körper schonend gefordert wird. Denn während beim Laufen der ganze Körper arbeitet, sind es beim Fahrradfahren vordergründig die Beine. Weil das Fahrradfahren dadurch eine sehr moderate Sportart ist, wird es gern von Ärzten bei Herz-/Kreislaufproblemen empfohlen.

An dieser Stelle seien Sie dennoch darauf hingewiesen, dass Sie sich bei entsprechenden gesundheitlichen Problemen stets im Vorfeld von einem Arzt beraten lassen sollten und die Ratschläge in diesem Buch keine ärztliche Beratung ersetzen.

Laufen: Ordentlich Kalorien purzeln lassen

Das Laufen ist zweifellos eine der effektivsten Sportarten zum Verbrennen von Kalorien. Hier ist der ganze Körper in Arbeit und das in einem – mit anderen Sportarten verglichen – flotten Tempo. Sie können das Laufen gern als Sportart nutzen, wenn Sie gesund sind. Das bedeutet, dass Sie insbesondere keine Gelenkbeschwerden haben sollten. Denn bei Problemen mit den Gelenken ist vom Laufen abzuraten. Wie bereits zuvor erwähnt, sind die sprunghaften Bewegungen dieses Sports verantwortlich dafür, dass es zu Belastungen für die Gelenke kommt. So ist es das Sechsfache des eigenen Körpergewichts, welches die Gelenke belastet. Sie können zwar mit der richtigen Kleidung, hochwertigem Schuhwerk und einem perfekten Laufschritt Milderung schaffen, doch ist das Laufen für Personen mit Gelenkerkrankungen ungeeignet.

Wenn Sie mit Gelenkschmerzen zu kämpfen haben, sollten Sie eher Fahrrad fahren. Oder aber Sie nutzen das Laufband, das durch die Unterfläche den Schritt dämpft und somit die Belastung für die Gelenke bis zu einem gewissen Grad abfedert.

Cardiogeräte: Eine willkommene Abwechslung

Cardiogeräte können Sie entweder bei sich zuhause stehen haben oder im Fitnessstudio nutzen. Der Vorteil bei sich zuhause: Jederzeit ist die sportliche Aktivität möglich. Der Vorteil im Fitnessstudio: Es stehen Ihnen weit mehr und professionellere Geräte zur Verfügung. Besonders empfehlenswert unter den Cardiogeräten sind der Ruderzug und der Crosstrainer. Beide bestechen durch natürliche Bewegungen und eine abwechslungsreiche Forderung des gesamten Körpers.

Probieren Sie am besten – sofern möglich – vor Käufen für die eigenen vier Wände die verschiedenen Cardiogeräte aus. Sind Sie bereit, etwas Geld zu investieren, dann erhalten Sie sogar Modelle mit installierten Trainingsprogrammen. So können Sie Berge hinauf und herunter laufen oder dank Virtual Reality auf einem Bildschirm an der Tour de France teilnehmen.

Fazit

Ausdauersport ist optimal, da er – Cardiogeräte ausgeschlossen – keine besondere Ausstattung erfordert und zugleich keine technisch hohen Erwartungen an Sie stellt. Zudem finden Sie im Fahrradfahren einen sehr moderaten Sport, bei dem Sie auch die Umgebung oder sogar andere Städte erkunden können. Das Laufen ist mit Einschränkungen geeignet, da hier die Belastung für die Gelenke hoch ist. Dementsprechend ist es für gesunde Menschen gedacht. Körperlich Eingeschränkte dürfen gern im Fitnessstudio auf die zahlreichen schonenden Ausdauergeräte übergehen.

Fitness

Personen assoziieren das Thema Fitness vereinzelt mit dem Stemmen von Gewichten in Fitnessstudios. Allerdings geht Fitness – korrekt betrachtet – weit darüber hinaus und deckt mehrere Bereiche ab (vgl. Lauren & Clark, 2010):

- Muskelkraft
- Leistung
- Schnelligkeit
- Muskuläre Ausdauer
- Ausdauer von Herz und Kreislauf
- Koordination
- Balance
- Beweglichkeit

Somit kann man prinzipiell auch Yoga in den Fitness-Bereich mit hineinzählen. Sollten Sie also etwas praktizieren, wobei Sie an einer der genannten Komponenten arbeiten, dann ist dies bereits Fitnesstraining.

Aber natürlich meint die Umgangssprache eher das Fitnessstudio, weswegen dieses, den Erwartungen gerecht werdend, kurz erläutert wird. Dabei ist zuallererst hervorzuheben: Ein Fitnessstudio ist in vielerlei Fällen durchaus abwechslungsreich.

Probieren Sie doch einen der etlichen Kurse aus, die in der Regel in Fitnessstudios angeboten werden. Hier gibt es von Trampolinkursen über Hochintensitätstraining bis hin zum Bauch-Beine-Po-Programm alles Mögliche. Dort können Sie als Anfänger ebenso teilnehmen wie als Fortgeschrittener. Besonders im Trend sind vermehrt die GRIT-Kurse von Les Mills. Hier verläuft die Begeisterung für den Sport querbeet durch diverse Altersklassen: Die topfitte 17-jährige Abiturientin, der 50-jährige Personalabteilungsleiter mit dem Wunsch nach Ausgleich zum Bürojob und die zweifache 34-jährige Mutter in Ihrer Diät finden hier in einem flexiblen und auf alle Bedürfnisse abgestimmten Trainingsprogramm zueinander. Fordernd, aber nicht überfordernd – dies trifft neben Les Mills ebenso auf die vielen weiteren Kurse zu.

> ### *Tipp!*
>
> Das Fitnessstudio an sich ist ebenfalls abwechslungsreich und ein absoluter Kalorienverbrenner, wenn man ab und zu Cardiogeräte nutzt oder mit moderaten Gewichten in hohen Wiederholungsbereichen arbeitet.

Schlussendlich liegt es an Ihnen, ob das Fitnessstudio abwechslungsreich oder langweilig ist. Sie können die Entscheidung treffen und allein zwei Wochen lang Gewichte stemmen. Dann wird es für Sie am Anfang einer Diät schwer. Oder aber Sie suchen sich Gesellschaft oder finden diese, indem Sie kommunikativ sind und sich Leute mit gleichen Zielen suchen. Dann ist das Fitnessstudio eine exzellente Stütze der Mittelmeer-Diät. Nutzen Sie zum Einstieg am besten immer das Kursangebot unter professioneller Traineranleitung und mit reichlich Möglichkeiten, Kontakte zu knüpfen. So gelingt ein bereichernder Einstieg ins Fitnessstudio.

Schwimmen

Wieso ausgerechnet Schwimmen? Tatsächlich handelt es sich hierbei um eine der beliebtesten Sportarten in Deutschland. Gute Gründe für dessen Beliebtheit gibt es viele:

- Effektiv zum Abnehmen
- Ganzkörpertraining
- Abwechslung
- Familienaktivität

Effektiv zum Abnehmen
Eine Studie der Wissenschaftler Cox, Burke et. al. Konnte beweisen, dass Schwimmen gegenüber dem beliebten Walking in der Fettverbrennung große Vorteile aufweist. Dabei konnte die allgemeine Fitness beträchtlich gesteigert werden. Zudem zeigten sich stark positive kurz- und langfristige Auswirkungen auf den Insulinspiegel der Probanden.

Ganzkörpertraining
Wenn Sie die Schwimmstile technisch richtig durchführen, dann werden Sie Ihren Körper optimal als Ganzes trainieren. Denn beim Schwimmen arbeiten die Beine und Arme bei der Fortbewegung mit. Im gesamten Körper ist eine entsprechende Spannung notwendig. Auch das Atemvolumen trainieren Sie in den einzelnen Schwimmstilen.

Abwechslung

Das Vorhandensein verschiedener Schwimmstile offeriert Ihnen abwechslungsreiche Ertüchtigung. Ist das Brustschwimmen zu leicht, können Sie zum Kraulen oder gar zum Delphin überwechseln. Weitere Schwimmstile wie die zahlreichen Rückenschwimm-Varianten sorgen für einen Aufbau des Körpers im Hinblick auf verschiedene Schwerpunkte.

Familienaktivität

Vor allem ist das Schwimmen eine Sportart, für die Sie Ihre Familie ganz einfach begeistern können. Für die Kinder können Sie gern einen Ball mitnehmen und ein paar Runden Wasser-Volleyball spielen. Hier bewegen Sie sich ebenfalls und profitieren von Kalorienverbrennung in Kombination mit Spaß und Familienaktivität. Möchten Sie einmal etwas Abstand von der Familie, dann ist ebenso ein Ausflug mit den Freunden und/oder Freundinnen an den See denkbar. Wie Sie sehen: Der Zeitvertreib im Wasser ist vielfältig und ein beliebter gesellschaftlicher Akt.

Wussten Sie schon?

Auch der Ballsport und der Kampfsport sind als Sportarten in der Diät hocheffektiv. Dabei ist Kampfsport keineswegs eine reine Männersache. Denn in professionellen Kampfsportschulen (Betonung liegt auf „Schulen") sind im Vergleich zu Kampfsportvereinen die Trainings professionell und die Frauenquoten hoch, da auf eine absolute Gleichberechtigung Wert gelegt wird. In Schulen ist ein großes Bewusstsein für die Ideale des Kampfsports, die u.a. auf gegenseitigem Respekt und Achtung füreinander beruhen, gegeben. Kampfsport deckt dabei mehrere Bereiche der Fitness ab und ermöglicht das Antrainieren einer höheren körperlichen Flexibilität. Es ist vielleicht keine Sportoption für den Diätbeginn, aber zweifelsohne dürfen Sie es für später auf dem Zettel vermerken.

Wie häufig sollten Sie Sport treiben?

Sollten Sie bislang kaum Sport gemacht haben, ist ein behutsamer Start die einzige Option – unabhängig davon, ob Sie irgendwann einmal Leistungssportler/in waren oder komplett am Anfang stehen. Dies bedeutet: Sie trainieren im Idealfall maximal drei Mal die Woche und dies mit mittlerer Intensität. Merken Sie, dass es Ihnen gut geht, können Sie gern die Intensität erhöhen. Aber Pausetage sollten im Rahmen der Woche eingehalten werden. Ansonsten ermüdet Ihr Körper schneller, die Verletzungswahrscheinlichkeit steigt und es überkommt Sie Unlust.

Wenn Sie kein Anfänger sind und bereits Sport treiben, dürfen Sie gern etwas intensiver trainieren. Möchten Sie weniger pausieren, dann können Sie Ihr Training aufsplitten. Mit Aufsplitten ist gemeint, dass Sie einzelne Muskelgruppen oder Sportarten auf verschiedene Tage aufteilen – allerdings gilt auch hier: Regeneration ist absolut notwendig!

Sport bei Krankheiten

Krankheiten oder gesundheitliche Beschwerden sind für viele Personen ein Grund, vom Sport Abstand zu nehmen. Während sich bei den einen gesundheitliche Sorgen als plausibles Argument dahinter verbirgt, handelt es sich bei anderen Personen um bessere Ausreden. Denn bei einigen Krankheiten ist Sport sogar empfohlen, während er bei anderen nicht schadet, dafür aber die Diät immens fördert. Dennoch – trotz des vielen Potenzials – sollen an dieser Stelle einige wichtige Hinweise zur Ausübung von Sport im Falle von Krankheiten gegeben werden, damit Sicherheit besteht:

- Absprache mit dem Arzt: Dieses Buch maßt sich nicht an, die kompetente Beratung durch einen Arzt zu ersetzen und kann bei der existierenden Fülle an Krankheiten keine präzisen Handlungs- anweisungen geben. Daher gilt, dass Sie jegliche sportliche Aktivität vor der Aufnahme mit Ihrem Arzt absprechen müssen.
- Aufwärmen: Insbesondere im Falle von Muskel-, Gelenk- oder Sehnenerkrankungen, aber ebenso generell, ist ein vorheriges Aufwärmen unumgänglich. Dieses trägt dazu bei, den Kör- per auf die kommende Belastung vorzubereiten, indem man die Körpertemperatur erhöht, die Nervenleitfähigkeit in den Nervenbahnen verbessert sowie Gelenkflüssigkeit anregt, die die Belastung für die Gelenke dämpft.
- Abbruch bei Unwohlsein: Bei Erkrankungen von Organen oder des Herz-/Kreislaufsystems ist bei Beschwerden die Gefahr von Notfällen gegeben. Werden Beschwerden des Knochenske- letts ignoriert, so können sich diese verschlimmern.

Fühlen Sie sich von diesen Ratschlägen nicht beängstigt oder demotiviert. Es sind wichtige Hinweise, die nur auf das Äußerste vorbereiten. Diese finden Sie ebenso auf Geräten im Fitnessstudio formuliert oder bekommen sie vom Arzt in ähnlicher Form mit auf den Weg.

Doch welche Sportarten sind nun bei Krankheiten optimal?

- Schwimmen eignet sich optimal bei Gelenkbeschwerden
- Fahrradfahren und Fahrradergometer sind optimal bei Herz-/Kreislauferkrankungen (jedoch stets mit dem Arzt absprechen)
- Fast- und Nordic-Walking bei Asthma
- Kanu fahren und segeln als Allrounder
- Gymnastik und Skilaufen bei Bluthochdruck
- Nahezu alle Sportarten bei Depressionen

> ## *Hinweis!*
>
> Haben Sie spezifische Krankheiten oder befinden sich in einem besonderen Stadium Ihrer Krankheit, dann gehen Sie vermehrt auf behutsame Sportarten wie das Radfahren oder das Wandern über, ehe Sie Risiken eingehen. Gern können Sie Ihren Arzt fragen, was er von den Ratschlägen in diesem Buch hält und so eine ganzheitliche Betrachtung Ihrer mediterranen Diät samt sportlicher Aktivitäten beurteilen lassen.

„Sport" im Sitzen

Zugegebenermaßen erwartet Sie bei Sport im Sitzen keine Option, hohe Mengen an Kalorien zu verbrennen. Hierbei geht es viel eher darum, dass Sie sich ein bisschen Abwechslung verschaffen, falls Sie tagsüber wenig Bewegung haben, wie es beispielsweise bei Büroarbeiten durchaus der Fall sein kann. Des Weiteren besteht die Aussicht, Rückenschmerzen durch lediglich zehn- bis 15-minütige Workouts auf dem Stuhl effektiv zu bekämpfen. Personen, die in Ihrer körperlichen Leistungsfähigkeit derart stark eingeschränkt sind, dass für Sie keine gängigen Sportarten in Frage kommen, profitieren ebenso vom Sport im Sitzen.

Eine Reihe praktischer Übungen:

- Hüftrotation: Sie sitzen auf einem Stuhl. Nun fangen Sie an, durch Bewegungen Ihrer Hüfte – und NUR Ihrer Hüfte; also nicht der Beine – den Oberkörper nach links und rechts rotieren zu lassen.
- Beinstrecker: Sie stützen sich mit den Händen am Sitzpolster Ihres Stuhls ab und halten den Oberkörper aufrecht. Nun strecken Sie das eine Bein gerade nach oben oder – wenn es Ihnen möglich ist – beide Beine gerade nach oben. Wichtig dabei ist, dass es die kompletten Beine sein müssen und die Oberschenkel nicht auf dem Stuhl abgelegt sein dürfen.
- Flys: Die Oberarme sind parallel zum Boden und von Ihnen ausgestreckt. Beide Unterarme werden zugleich im 90 °-Winkel zu den Oberarmen gehalten. Nun führen Sie die Oberarme nach außen und wieder vor sich zusammen.

Dies ist nur ein kleiner Teil der möglichen Übungen. Brauchbare Inspirationen und bebilderte Übungsanleitungen finden Sie beispielsweise bei ELLE und FIT FOR FUN.

> *Tipp!*
>
> Sehr sinnvoll ist die Anschaffung kleiner Gymnastikhanteln. Diese können Sie in Paaren mit je einem oder zwei Kilogramm Gewicht kaufen, wenn Sie behutsam starten möchten. Alternativ lassen sich zu humanen Preisen Sets mit je zwei Hanteln mit Gewichten von einem bis sechs Kilogramm erwerben. Durch die Hanteln machen Sie die Übungen anspruchsvoller. Des Weiteren lassen sich diese unauffällig ins Büro mitnehmen oder zuhause platzsparend ablegen.

Zusammenfassung: Es geht über eine bloße Ernährungsumstellung hinaus

Dolce Vita lässt grüßen! Wie dieses Kapitel Ihnen vermitteln konnte, liegt ein wesentlicher Teil der Vorteile der Mittelmeer-Kost im Geschehen abseits des Tellers. Zwar steht die Ernährung im Vordergrund des Buches, doch ist dieses Kapitel auf die weiteren wichtigen Punkte dieser Diät-Form eingegangen. Darüber hinaus wurden die drei Säulen durchlaufen – ihrer Wichtigkeit nach – die im Prinzip Teil jeder Diät werden sollten:

- Ernährungsumstellung
- Lebensumstellung
- Aktivitätsumstellung

Zur Ernährungsumstellung hatten Sie bereits vorher wichtige Infos, und diese werden den weiteren Inhalt dieses Buches prägen. Zu hoffen ist, dass die vielen Möglichkeiten zur Lebensumstellung und die daraus resultierende Bereicherung des Alltags angemessen vermittelt werden konnten. Denn dies ist bei den meisten Diäten nur eine Randnotiz, aber in der Mittelmeer-Diät ein immens wichtiger Faktor. Sie müssen nicht Ihr ganzes Leben umkrempeln; insbesondere nicht, wenn Ihnen Ihr Leben gefällt und Sie und Ihre Familie glücklich sind. Aber wer weiß: Vielleicht findet sich irgendwo in der Familie eine einsame Person, die sich plötzlich freut, auf ein gemeinsames Abendessen eingeladen zu werden? Dann laden Sie diese Person/en ein! So hilft die Mittelmeer-Kost nicht nur Ihnen, sondern auch den Leuten in Ihrem Umfeld. Einfach alle sind inkludiert und es kommt niemand zu kurz. Wenn Sie es dann noch schaffen, Aktivität durch Sport – sei es auch ein noch so kleiner Reiz – in Ihren Diät-, Familien- und Berufsalltag einzugliedern, dann verdienen Sie größten Respekt. Es geht über die bloße Ernährungsumstellung hinaus und gipfelt letzten Endes durch die Lebensweise und Ihre erreichten Ziele darin, dass Sie nicht nur Ihre Wunschfigur erhalten, sondern mit einem neuen Charisma und einer jugendlichen Frische dastehen. Es gibt wie bei jeder Diät keine Garantie, doch die Aussichten sind vielversprechend. Mehr konkrete Infos zu den wichtigsten Hinweisen rund um Diäten, ein erster 14-Tage-Plan und die 40 Rezepte warten in den letzten beiden Kapiteln auf Sie.

Praktische Umsetzung: Elementare Regeln und erste Anleitung

Nun haben wir uns ausgiebig mit der Mittelmeer-Ernährung an sich beschäftigt, doch mit den Grundprinzipien von Diäten noch wenig. Dabei sind diese elementar, um abzunehmen. Denn eine Mittelmeer-Ernährung ohne Diät bringt Ihnen viel Bereicherung, aber höchstwahrscheinlich nicht das angestrebte Zielgewicht. Welche Zutaten braucht es also, damit aus der mediterranen Kost eine Diät wird, und wie könnte eine solche Diät beispielhaft aussehen? Antworten auf diese beiden Schlüsselfragen erhalten Sie in diesem Kapitel.

Damit stehen und fallen Diäten

Diäten stehen und fallen mit mehreren Aspekten:

- Eigener Kalorienverbrauch
- Eingenommene Kalorienmenge durch die Ernährung
- Auswahl der Lebensmittel

Da letzteres durch die mediterrane Ernährung bereits hochwertig abgedeckt ist, können Sie dahinter einen Haken setzen. Es verbleiben der eigene Kalorienverbrauch und die eingenommene Kalorienmenge durch die Ernährung. Beides zusammen ins Verhältnis zueinander gesetzt, lässt Ihre Kalorienbilanz entstehen. Sollten Sie Ihrem Körper mehr Kalorien zuführen, als Sie verbrennen, dann nehmen Sie zu. Durch den entstehenden Überschuss werden Fettreserven gebildet. Bei sportlichen Aktivitäten geht ein Teil des Überschusses in die Muskelmasse, aber ohne sportliche Aktivitäten tritt dies kaum bzw. gar nicht ein. Es muss somit das Ziel sein, weniger Kalorien zu sich zu nehmen als man verbraucht. Wie das funktioniert, erfahren Sie im nächsten Abschnitt. Danach werden noch zwei weitere Punkte erläutert. Diese sind zwar keine Aspekte, mit denen Diäten stehen und fallen, aber sie vereinfachen Diäten sehr und machen den Erfolg wahrscheinlicher, da Sie die Disziplin und das Durchhaltevermögen stärken. Es handelt sich bei den beiden Aspekten um realistische Zielsetzungen sowie die Entwicklung der Tugend, die den Namen Geduld trägt.

Menge der eingenommenen Kalorien

Beim wichtigsten Aspekt ansetzend, müssen Sie sich drei Fragen stellen:

- Wie viele Kalorien verbrauche ich?
- Wie viele Kalorien nehme ich zu mir?
- Wie viele Kalorien nehme ich mit den einzelnen Mahlzeiten auf?

Wie viele Kalorien verbrauche ich?

Die Anzahl der verbrauchten Kalorien zu ermitteln ist ein etwas längerer, jedoch einfacher Rechenvorgang. Bei diesem Vorgang stehen Ihnen verschiedene Methoden zur Verfügung, die aber allesamt – dies soll bereits zu Beginn klargestellt werden – keine hundertprozentig genauen Ergebnisse liefern können. Da der Körper mit jedem Tag in Sachen Aktivität, Verdauung und Außentemperatur sowie weiteren Aspekten variierenden Faktoren ausgesetzt ist, ergibt sich immer wieder aufs Neue ein anderer Kalorienverbrauch. Zumindest ist es aber möglich, den Kalorienverbrauch näherungsweise zu bestimmen und durch ein regelmäßiges Wiegen sowie den eigenen Gewichtsverlauf die Menge der eingenommenen Kalorien zuverlässig anzupassen. In diesem kleinen Abschnitt lernen Sie, den Kalorienverbrauch mittels Rechenarbeit zu bestimmen.

Als Ausgangspunkt nehmen Sie Ihr Körpergewicht. Gehen wir von einem Gewicht von 85 kg aus. Nun wird davon ausgegangen, dass der Körper in völligem Ruhezustand, zwölf Stunden nach der letzten Nahrungsaufnahme, unbekleidet und bei konstanter Umgebungstemperatur von 20 bis 28 °C, einen Grundumsatz hat, der sich auf 24 Kilokalorien pro Kilogramm Körpergewicht beläuft. Der Grundumsatz ist pro Kilogramm Körpergewicht also fest angesetzt. Möchten Sie diesen errechnen, multiplizieren Sie Ihr Körpergewicht mit den 24 Kilokalorien:

85 kg x 24 Kilokalorien/kg = 2.040 Kilokalorien

So gestaltet sich das Ergebnis, ausgehend von unserem Beispielgewicht.

> ### *Wussten Sie schon?*
>
> Personen, die einen hohen Muskelanteil verzeichnen, haben einen höheren Kalorienverbrauch. Denn Muskeln verbrauchen zusätzliche Energie, was bei Fett hingegen nicht der Fall ist.

Nun fließen in den Kalorienverbrauch allerdings Aktivitäten ein, die unter dem zusätzlichen Leistungsumsatz verbucht werden:

- Sport
- Arbeit
- Denken
- Verdauung
- Auto fahren

Wie Sie sehen, fallen tatsächlich sogar die Verdauung und das Denken in den Leistungsumsatz hinein. Letzteres kann zu einem sehr hohen Energieverbrauch führen, insbesondere in Anbetracht der Tatsache, dass das Gehirn bereits von sich aus viel Energie einfordert. Allem voran an dieser Stelle verdeutlicht sich, wieso der gesamte Kalorienverbrauch nicht exakt zu bestimmen ist.

Was nun den Leistungsumsatz angeht, so gibt es verschiedene Verfahren zur Bestimmung. Das wohl denkbar Einfachste ist das folgende:

- Leichte Aktivität: 1/3 des Grundumsatzes
- Mittelschwere Aktivität: 2/3 des Grundumsatzes
- Schwere Aktivität: 3/3 des Grundumsatzes

Der jeweilige Wert wird einfach mit dem Grundumsatz multipliziert und bildet den Leistungsumsatz ab. Diesen Leistungsumsatz wiederum addieren Sie zum Grundumsatz und erhalten den Gesamtumsatz, also den Kalorienwert, den Sie der Rechnung nach täglich verbrauchen. Hier handelt es sich um eine maximal vereinfachte Methode, mit der Sie zweifelsohne auch an Ihr Ziel gelangen. Allerdings wird es Sie höchstwahrscheinlich mehr Zeit kosten, bis Sie auf diesem Wege die optimale Kalorienzufuhr bestimmt haben. Es gilt daher: Je präziser die Methode zur Berechnung des Leistungsumsatzes zu Beginn, umso schneller werden Sie die optimale Kalorienzufuhr bestimmen können. Daher geht unsere Suche nach präzisen Methoden weiter.

Hier stoßen wir auf das sogenannte Physical Activity Level – kurz PAL – als ein beachtlich durchdachtes Konzept. Sie suchen sich aus einer Angabe verschiedener Aktivitäten Ihr Aktivitätslevel aus, welchem ein Faktor zugeordnet wird. Mit diesem multiplizieren Sie Ihren Grundumsatz:

- Vorwiegend ruhende Tätigkeit (z.B. Liegen): 1,2
- Ruhende und gelegentlich körperliche Tätigkeiten (z.B. Büroarbeit): 1,4 – 1,5
- Ruhend mit regelmäßiger reger Tätigkeit (z.B. Gehen): 1,6 – 1,7
- Überwiegend aktiv (z.B. häufiges Gehen und Stehen): 1,8 – 1,9
- Körperlich anstrengende Arbeiten (z.B. häufiger Sport): 2,0 – 2,4

Hiermit können Sie bereits besser die Kalorienzufuhr bestimmen. Gehen wir von einem äußerst ruhigen Bürojob aus, dann liegt Ihr Aktivitätslevel bei 1,4. Nehmen wir aber an, dass Sie im Rahmen der mediterranen Diät tägliche Spaziergänge integrieren, dann können Sie sich gern ein Aktivitätslevel höher einordnen mit beispielsweise 1,6. Es bleibt also letzten Endes auch hier nur eine Schätzung, jedoch eine präzisere als bei der vorigen Methode. Nachdem Sie Ihr Aktivitätslevel mit dem Grundumsatz multiplizieren, erhalten Sie in unserem Beispiel:

2.040 Kilokalorien x 1,6 = 3.264 Kilokalorien

Dies ist bereits eine sehr hohe Menge, doch es handelt sich um ein Beispiel. Nichtsdestotrotz wird diese Zahl bei einigen Personen zutreffend sein. Das Ergebnis in diesem Fall ist bereits der komplette Gesamtumsatz.

Wie viele Kalorien nehme ich zu mir?

Damit ist gemeint, wie viele Kalorien Sie in der Diät zu sich nehmen sollen. Klare Zahlen lassen sich nicht nennen. Stattdessen kommt die bereits erwähnte Arbeit des Herantastens auf Sie zu. Dabei bildet Ihr errechneter Gesamtumsatz die Basis. Sie starten mit der Rechnung und einem Defizit von 500 Kalorien, was bedeutet: Über die Ernährung täglich 500 Kalorien weniger zuführen als es in Ihrem Gesamtumsatz vorgesehen ist. So nehmen Sie ab. Sollten Sie einen hohen errechneten Grundumsatz haben, der bei 2.500 Kilokalorien startet und aufwärts geht, dann ist ein Defizit von 1.000 Kalorien erlaubt. Wichtig ist anfangs, nicht unter die 1.500 Kalorien zu rutschen, um dem Körper noch ausreichend Nährstoffe über die Nahrung zuführen zu können – es sei denn, Sie wiegen besonders wenig und es ergibt sich anderes aus Ihren Rechnungen.

Nun wiegen Sie sich nach einer Woche. Grundsätzlich ist immer angeraten, sich wöchentlich zu wiegen. Häufigeres Wiegen könnte dazu führen, dass Sie sich unnötige Sorgen machen, weil das Gewicht im Verlauf der Woche leicht schwankt. Sollten Sie nach dem wöchentlichen Wiegen feststellen, dass Sie rund ein Kilogramm pro Woche abnehmen, dann ist alles perfekt. Anfangs wird es aufgrund der Entwässerung wohl mehr als ein Kilogramm sein. Achten Sie deswegen darauf, dass es in den Folgewochen moderat ein Kilogramm Gewichtsabnahme ist. Eine höhere Gewichtsreduktion könnte zur Folge haben, dass Sie Muskelmasse verlieren, was nicht in Ihrem Sinne ist. Also: Immer langsam und geduldig vorgehen.

Hinweis!

Bedenken Sie – das ist ein absolut wichtiger Punkt – dass Sie zumindest einmal monatlich den Gesamtumsatz nochmals neu errechnen. Denn im Laufe der Diät verändert sich Ihr Grundumsatz durch das sinkende Gewicht. Reagieren Sie nicht auf den gesunkenen Grundumsatz, dann stagniert irgendwann die Diät. Diesem Problem sind viele Leute ausgesetzt, die sich irgendwann ob des ausbleibenden Fortschritts wundern und rückfällig werden.

Wie viele Kalorien nehme ich mit den einzelnen Mahlzeiten auf?

Solange Sie die erlaubte Kalorienmenge pro Tag und Ihr zur Diät erforderliches Kaloriendefizit einhalten, haben Sie freie Wahl, was die Aufteilung der eingenommenen Kalorien auf die einzelnen Mahlzeiten angeht. Allerdings strebt der mediterranen Kost ein reichhaltiges Abendessen vor, weswegen es sich durchaus empfiehlt, den Großteil der erlaubten Kalorien für den Abend zu reservieren. Idealerweise nehmen Sie je ein Viertel der erlaubten Kalorien über Frühstück und Mittagessen auf, während die Hälfte für das Abendessen verbleibt. Natürlich dürfen Sie sich auch gern eigene Aufteilungskonzepte überlegen. Solange Sie das große Ganze einhalten, ist alles im Lot.

Hinweis!

Geben Sie sich Mühe, morgens zumindest etwas zu essen. Der Verzicht auf das Frühstück führt häufig dazu, dass gegen Mittag ein großer Hunger aufkommt, der die geistige und körperliche Leistungsfähigkeit immens beeinträchtigt. In diese Situation fällt die häufige Anfälligkeit für „Ausnahmen" und den spontanen Besuch beim Döner- oder Fast-Food-Imbiss hinein. Dies gefährdet den Diäterfolg. Morgens also zumindest 200 bis 300 Kalorien zuführen, um bis zum Mittagessen „durchzuhalten".

Realistische und motivierende Zielsetzungen

Richtige Zielsetzungen sind eine Kunst für sich. Denn es kollidieren zwei wichtige Bestandteile des menschlichen Seins bei der Frage nach einer optimalen Zielsetzung: Die eigenen Träume, die als Ansporn dienen, sowie die Realität, die am Anfang eines Ziels noch nicht dem Wunsch entspricht. Nun mögen Sie mit Ehrgeiz an die Diät herangehen, was absolut zu begrüßen ist. Zugleich möchten Sie sich besonders hohe Ziele stecken, da Sie die Menschen in Ihrem Umfeld positiv überraschen möchten. Auch das ist zu begrüßen.

Das Problem sind meistens nicht zu hohe Ziele sowie zu großer Ehrgeiz. Das Problem sind ein fehlender klarer Plan und der mangelnde Überblick über den eigenen Fortschritt. Lassen Sie sich dies anhand eines einfachen Beispiels erklären: Sie setzen sich das Ziel, 20 Kilogramm abzunehmen und legen direkt los. Sie holen sich die frischesten Lebensmittel und fangen moderat mit Sport an. Dennoch scheitert Ihre Diät nach einigen Wochen, trotz merkbarer Fortschritte auf der Waage. Wieso?

Grund dafür ist oftmals, dass nur das Wiegen und der Gewichtsfortschritt auf der Waage der Visualisierung dient. Das ist zu wenig, da wir Menschen am liebsten permanent unseren Fortschritt vor Augen haben. Ist dies nicht der Fall, dann täuschen die Komplikationen und Herausforderungen der Diät irgendwann über den Fortschritt hinweg. Dementsprechend sind zwei Dinge für eine gute Zielsetzung, die das Durchhaltevermögen bei der Diät sichert, die folgenden: Eine Unterteilung des Ziels in Etappen *und* eine Visualisierung Ihres Fortschritts.

Etappenziele: Das große Ziel splitten

Wie Sie schon herausgehört haben, ist es wichtig, dass Sie den Weg bei der Diät mit einem konkreten Plan beschreiten. Ein konkreter Plan lautet NICHT wie folgt: „Ich möchte 50 kg abnehmen."

Erfolgreiche Personen und auch Unternehmen zeichnen sich durch ein strukturiertes Vorgehen aus. Setzen Sie sich deswegen kleine Ziele und gehen Sie die daraus resultierenden kleinen Schritte an, um Ihre Ziele zu erreichen.

Das bedeutet für die praktische Umsetzung, dass Sie beispielsweise zunächst ein Ziel für die ersten zwei Wochen definieren: Vielleicht zwei Kilogramm. Das klingt doch sehr bescheiden und realistisch, oder? Wenn diese zwei Wochen geschafft sind, dann haben Sie bereits ein Ziel erreicht. Es tut der Psyche gut, dies zu sehen. Zwar ist das große Ziel noch in der Ferne, doch ein anderes ist erreicht. Dies klingt positiv. Und eines sei gesagt: Das Unterbewusstsein liebt diese positiven Assoziationen.

Dann machen Sie weiter mit der nächsten Etappe und werden merken, dass Sie beflügelt sein werden. Denn bei der nächsten Etappe haben Sie plötzlich insgesamt zwei Ziele erreicht. Eine Etappe weiter, sind es bereits drei Ziele usw.

Visualisierung: Fortschritt vor Augen führen

Vor allem das Durchhaltevermögen wird durch die Visualisierung gesteigert. Sicher haben Sie schon einmal gehört, dass ein Bild mehr sagt als tausend Worte.

Fakt ist, dass sich eine Vielzahl unserer Gedanken in Bildern abspielt. Auch merken wir uns Bilder besser. Sie machen sich das idealerweise durch eine Visualisierung Ihrer kleinen Etappenziele zunutze.

Wie funktioniert eine Visualisierung?

Sie nutzen eine Darstellung, mit der Sie Ihren Fortschritt festhalten. Ob es nun Graphen sind oder wirklich Bilder, spielt keine Rolle. Sie können sich auch selbst auf ein Plakat zeichnen, wie Sie einen Berg erklimmen. Dabei steigen Sie jeden Tag, den Sie Ihrem Ziel näherkommen, eine Stufe höher auf dem Berg und zeichnen dies auf.

68

Oder Sie nutzen Diagramme. In einem beliebigen Diagramm können Sie die einzelnen Balken nach und nach mit Farbe füllen und sehen so, wie weit Sie gekommen sind. Dabei sind die Etappen klug aufgebaut, sodass zunächst kleine Abstände gegeben sind, da wir es gelernt haben, kleine Etappenziele festzulegen. Dadurch fallen Ihnen die ersten Schritte leichter. Danach, wenn Sie sich immer mehr dem großen Ziel annähern und bereits sehr motiviert sind, dürfen die Abstände größer werden. Da Sie bereits einen so langen Weg zurückgelegt haben, werden Sie trotz der größeren Abstände nicht mehr entmutigt.

> *Tipp!*
>
> Nun gibt es noch einen Faktor, der einen großen Einfluss auf das Erreichen der Ziele nimmt. Dieser Faktor ist die Präzision bei der Formulierung Ihrer Ziele. Schreiben Sie sich Ihre Ziele also konkret und präzise auf. Heißt es mit jedem Etappenziel, ein bis drei Kilogramm abzunehmen, dann lassen Sie sich auf eine zu großzügige Spanne ein. Nehmen Sie konkrete Zahlen, wenn Sie Ihre Etappenziele benennen.

Zusammenfassung: Realistische und motivierende Zielsetzung

Die Einhaltung aller Aspekte erfordert es, dass Sie mit kleinen Etappenzielen vernünftig arbeiten:

- Teilen Sie das große Ziel der Gewichtsreduktion in mehrere kleine Etappen ein. Dabei können Sie die ersten Etappen besonders klein wählen, um einen leichten Einstieg und schnellen Fortschritt sicherzustellen.
- Legen Sie die Etappenziele so konkret wie möglich fest. Legen Sie Zeiträume für das Erreichen einer Etappe fest und benennen Sie die darin gewünschte Gewichtsreduktion präzise.
- Stellen Sie Ihren Weg zeichnerisch dar. Durch Graphen, Diagramme oder Bilder sehen Sie Ihren Fortschritt. Diese Visualisierung motiviert Sie, an Ihrem Ziel festzuhalten.

Geduldiges Vorgehen

Das Problem vieler Diäten ist nicht, dass sie falsch ausgelegt oder ungesund sind. Zwar gibt es durchaus Diäten, die kritisch betrachtet werden dürfen. Dies ist beispielsweise dann der Fall, wenn nur noch Reis, Hühnchen und Brokkoli auf den Teller kommen dürfen. Allerdings weist ein Großteil der Diäten eine angemessene Lebensmittelauswahl auf und animiert dazu, diese zu nutzen. Ebenso ist die Grundidee einiger Diäten (z. B. Verzicht auf Kohlenhydrate, Intervallfasten) mit reichlich Aspekten versehen, denen sich Positives abgewinnen lässt. Problematisch wird es allerdings, wenn Diäten versprechen, schnell an Gewicht zu verlieren. Es ist zwar ein cleverer Marketing-Schachzug, denn Menschen möchten ihre Probleme schnell loswerden und ihre Träume im Eiltempo erreichen. Das Diät-Versprechen der schnellen Gewichtsabnahme spielt also mit den Träumen der Menschen, ohne aber eine Aussicht darauf zu bieten, diese zu erfüllen. Zweifelsohne gibt es Diätformen, wie beispielsweise die ketogene Ernährung, die erwiesenermaßen und anhand biochemischer Prozesse eine beschleunigte Gewichtsreduktion ermöglichen. Aber dass die Diät schnell funktioniert, lässt sich nach wie vor nicht in dieser Form bestätigen. Dies trifft auf die anderen Diätformen ebenso und noch mehr zu.

Diäten brauchen ihre Zeit. Dies ist etwas, was Personen nicht verstehen möchten, weil Diäten oft aus spontanen Ideen resultieren:

- Abifete der Tochter in zwei Wochen? Einschulung in zwei Wochen? Dann schnell eine Crash-Diät!
- Der Sommer steht vor der Tür? Dann schnell noch die Diät durchführen!
- Sie haben eine berufliche Chance, für die Sie meinen, in den nächsten Wochen eine Traumfigur zu benötigen? Dann direkt schnellstmöglich abnehmen!

Sparen Sie sich all diese Gedanken. Keine Diät der Welt wird Sie in wenigen Wochen an Ihr Ziel bringen, sofern Sie es nicht nur mit ein paar kleinen Fettpölsterchen zu tun haben. Und auch in diesem Fall wird es mit wenigen Wochen Diät-Zeit schwer. Radikaldiäten bergen das Risiko, dort Fett zu verbrennen, wo es nicht erwünscht ist: Strukturfett, wie beispielsweise an den Wangen, wird oftmals anstelle der Fettpolster am Bauch angegriffen, wenn eine zweiwöchige Hungerperiode kommt. Dabei lässt Sie das Strukturfett gesund aussehen und verleiht Ihrem Gesicht eine vitale Form! Ein weiteres Problem: Sie hungern sich ab und riskieren einen Jojo-Effekt, durch den sich anschließend das ganze verlorene Gewicht schnell wieder in Form von Fettpolstern ansetzt.

Wussten Sie schon?

Wer über das notwendige Kleingeld (es kann bis zu 10.000 € kosten!) verfügt und die Zeit hat, dies durchzuführen, erwägt die Option einer Fettabsaugung. Probleme oder Risiken hierbei:

- Bakterielle Infektionen
- Blutvergiftungen
- Durchlöcherung der Gallenblase

Abgesehen davon ist eine Fettabsaugung nicht immer möglich. Liegt beispielsweise viszerales Fett vor, so sind die Fettpolster unerreichbar. Auch wenn es medizinisch manchmal sinnvoll ist, erweist sich bei einer eigens angepeilten Diät die Fettabsaugung als riskant. Und wenn zwei Wochen später die Abifete oder ein wichtiges Meeting ansteht, ist sie auch keine Lösung, da sie lange Vorplanung und Arztgespräche sowie Regeneration im Anschluss erfordert.

Was also ist der Ratschlag an Sie?

Vergessen Sie Crash-Diäten, die binnen kürzester Zeit rekordverdächtige Gewichtsreduktionen versprechen. Ein Kilogramm pro Woche purzeln lassen – solange, bis Sie Ihr gewünschtes Zielgewicht erreichen – das ist Ihr Erfolgsrezept! Und nur so können Sie die mediterrane Ernährung samt damit verbundenem Lebensgefühl genießen. Überzeugen Sie bei spontanen Geschäftstreffen mit Ihrer Sympathie, Ihrer Vitalität und Ihrer mediterranen Mentalität und Lockerheit! Planen Sie für die Einschulung oder die Abifete bereits sechs Monate oder gar ein Jahr voraus und starten Sie die Diät rechtzeitig. Es liegt alles an Ihnen. Stellen Sie deswegen einen Plan auf, der auf Geduld basiert.

14-Tage-Plan für eine gelungene Umsetzung

Verstehen Sie den folgenden 14-Tage-Plan lediglich als einen Anreiz. Er enthält einen gut zu realisierenden, aber dennoch kunterbunten Mix aus Speisen quer durch den Mittelmeer-Raum mit seinen verschiedensten Nationen und Regionen. Die Zutaten können Sie zum größten Teil einfach im Supermarkt erwerben, nur selten ist der Gang zum türkischen oder sonstigen Fachmarkt notwendig. Alternativ steht Ihnen das Internet mit seinen komfortablen Bestelloptionen zur Verfügung. Nahezu alle Gerichte, die Sie in diesem 14-Tage-Plan vorfinden, sind aus den 30 Rezepten im Folgekapitel. Einige wenige befinden sich nicht im Folgekapitel, dafür finden Sie die wichtigsten Zutaten angeführt und Sie haben gestalterische Freiheiten bei der Realisierung dieser Gerichte. Insgesamt strebt das Buch an, Ihnen eine möglichst präzise Anleitung zur Umsetzung der Mittelmeer-Diät zu geben, die im Rahmen dieses 14-Tage-Plans und der Rezepte im nächsten Kapitel auf den Punkt gebracht ist. Fühlen Sie sich frei, innerhalb des Plans zu variieren und eigene Rezepte zu ergänzen. Solange Sie die für Sie erforderliche Kalorienbilanz einhalten, ist ein erster Schritt getan. Mit dem zweiten Schritt, einer Abwechslung in der Auswahl der Speisen, stellen Sie sicher, Ihren Körper mit allen notwendigen Nährstoffen zu versorgen. Kalorienbilanz, Vielfalt und Frische – das sind Ihre drei Schlüsselfaktoren im Rahmen des folgenden 14-Tage-Plans. Viel Erfolg!

> ## Hinweis!
>
> Dieser 14-Tage-Plan geht davon aus, dass ein Montag den ersten Tag Ihrer Mittelmeer-Diät markiert. Sollte dies nicht der Fall sein, dann zögern Sie den Beginn nicht hinaus. Denn je mehr Sie zögern, umso wahrscheinlicher wird es, dass Sie Ihre Diät nicht beginnen und dieses Buch in einer der hinteren Ecken Ihres Regals verschwindet. Starten Sie heute oder morgen nach dem gesunden Einkaufen und machen Sie einen x-beliebigen Tag zu Ihrem bedeutenden Montag – dem Beginn eines neuen Lebensabschnitts!

Montag:

- Frühstück: Müsli mit Trauben, Feigen, Mandelmilch und Chia-Samen
- Mittagessen: Minestrone
- Abendessen: Karniyarik

Dienstag:

- Frühstück: Shakshuka
- Mittagessen: Joghurtsuppe
- Abendessen: Paella

Mittwoch:

- Frühstück: Omelett Calzone mit Eiern, Blattspinat, getrockneten Tomaten, Basilikum und Parmesan
- Mittagessen: Melonen-Gazpacho
- Abendessen: Lammtajine

Donnerstag:

- Frühstück: Couscous-Pfanne mit frischem Joghurt-Minz-Topping
- Mittagessen: Shorba Ads
- Abendessen: Ofengemüse mit Feta

Freitag:

- Frühstück: Brot mit Frischkäseaufstrich und Tomaten
- Mittagessen: Provencalische Gemüsesuppe
- Abendessen: Reissalat mit Linsen

Samstag:

- Frühstück: Handkäse mit Knoblauch, Bacon, Zwiebeln, Oliven, Paprika und verschiedenen Kräutern
- Mittagessen: Nudelsalat mit rotem Pesto
- Abendessen: Lammtajine

Sonntag:

- Frühstück: Shakshuka
- Mittagessen: Salat mit Lammfilet und Avocado-Joghurt-Sauce
- Abendessen: Bauernsalat mit Schafskäse

Montag:

- Frühstück: Brot mit Joghurt, Lachsschinken und Kräutern
- Mittagessen: Blitva Mangoldkartoffeln
- Abendessen: Hummus mit Salat

Dienstag:

- Frühstück: Kartoffelpfannkuchen mit Zwiebeln, Tomaten und Kräutern
- Mittagessen: Weinblätter (kleiner Snack zum Mittag)
- Abendessen: Salat mit Hähnchenbrust und Vinaigrette

Mittwoch:

- Frühstück: Granatapfel-Taboulé
- Mittagessen: Grüne Bohnen in Tomaten-Olivenöl-Sauce
- Abendessen: Bouillabaisse

Donnerstag:

- Frühstück: Häppchen mit Auberginenaufstrich, schwarzen Oliven und Rosmarin
- Mittagessen: Riblja Juha
- Abendessen: Hähnchenspieße mit Mandeldip

Freitag:

- Frühstück: Griechischer Joghurt mit Honig, Feige und Walnuss
- Mittagessen: Shorba Ads
- Abendessen: Alcatra

Samstag:

- Frühstück: Ciabatta-Sandwiches mit Parmaschinken, Eiern, Avocado und Tomaten

- Mittagessen: Weinblätter (kleiner Snack zum Mittag)
- Abendessen: Paella

Sonntag:

- Frühstück: Shakshuka
- Mittagessen: Gemüse-Tortilla
- Abendessen: Zoodle-Hähnchenpfanne

Zusammenfassung: Gut planen, kreativ umsetzen und Vorteile genießen

Nun haben Sie alles, was Sie brauchen! In Anbetracht der Tatsache, dass Sie zur Umsetzung des 14-Tage-Plans zwischen diesem und dem nächsten Kapitel hin und her geblättert haben, erübrigen sich jedwede weiteren Informationen. Das Schlusswort am Ende des Buches gibt Ihnen die wichtigsten abschließenden Worte mit auf den Weg. Um dieses spezielle einzelne Kapitel noch gebührend abzuschließen, seien die wichtigen Aspekte Ihrer Diät noch einmal erwähnt: Halten Sie Ihr Kaloriendefizit ein, setzen Sie Ihre Ziele realistisch sowie motivierend und bewahren Sie stets die Geduld. Sofern Sie dies tun, ist es egal, ob ein 14-Tage-, 50-Tage- oder 100-Tage-Plan zur Diät besteht. Sie werden Ihren Fortschritt sehen und gerne weitermachen. Noch dazu wird Sie die hohe Qualität der Gerichte beeindrucken, sodass Sie die Chance haben werden, dauerhaft ein genussvolles Leben zu zelebrieren!

30 Rezepte mit mediterranem Flair und Besonderheitswert

Im Folgenden erwarten Sie 30 Rezepte zur mediterranen Diät, die dem Anspruch gerecht werden sollen, ein abwechslungsreiches Bild der Mittelmeer-Ernährung darzustellen. Dabei geht es von Frankreich gen Süden bis in den Nahen Osten und in die Balkanregionen sowie viele weitere Gegenden. Damit Sie nicht von einem Feinkostladen in den nächsten hetzen müssen, wird zum Großteil mit Zutaten gearbeitet, die Sie in jedem Supermarkt vorfinden. Dennoch wird der essenzielle Aspekt der Frische gewährleistet. Die einzigen Zutaten, bei denen Sie in herkömmlichen Supermärkten an die Grenzen gelangen werden, sind die Gewürze. Doch das Faszinierende an Gewürzen ist: Einmal gekauft, können Sie diese monatelang für eine Vielzahl an Rezepten verwenden. Denn Gewürze werden in geringen Mengen verwendet. Somit ist alles angerichtet für eine möglichst unkomplizierte Zubereitung der einzelnen Gerichte. Und falls Sie für ein oder zwei Rezepte doch in spezialisierte Märkte gehen müssen, weil die Zutaten schwer zu erhalten sind, dann haben Sie bitte Verständnis dafür, aber schließlich soll die mediterrane Kost etwas Besonderes sein.

Für den großen Hunger

Zunächst erhalten Sie fünf Rezepte für den großen Hunger. Was diese Rezepte für den großen Hunger geeignet macht, ist neben dem hohen Kalorien- auch der hohe Punktegehalt. Sämtliche Lebensmittel haben einen Kaloriengehalt oberhalb der 500 Kilokalorien. Die ausgewählten Zutaten sind – den hohen Energiemengen zum Trotz – gesund und frisch. Bedenken Sie dennoch, dass die Gerichte mit Vorsicht zu genießen sind, da ein Kalorienüberschuss einer Diät im Wege stünde. Handhaben Sie es deswegen so, dass Sie diese Gerichte nur dann einnehmen, wenn die sonstigen Speisen nach dem Tagesablauf noch viele Kalorien offen gelassen haben. So eignen sich die nachfolgenden Speisen nach mediterranem Vorbild optimal für ein Abendessen in großer Runde. Mit ein oder zwei Gläsern Rotwein dazu werden auf diesem Wege gesellige Abende zu einer beeindruckenden Erfahrung. Guten Appetit!

Grüne Bohnen in Tomaten-Olivenöl-Sauce (Griechenland)

Nährwerte pro Portion: 504 kcal, 43 g KH, 10 g EW, 29 g FE
Punkte pro Portion: 12

Zutaten für 4 Portionen:

- 600 g Bohnen (grün)
- 600 g Tomaten
- 115 ml Rotwein
- 100 ml Olivenöl
- 8 Kartoffeln
- 2 Knoblauchzehen
- 1 Zwiebel

- 2 EL Olivenöl
- Petersilie
- Oregano
- Thymian
- Paprikapulver
- Salz
- Pfeffe

Zubereitung:

1. Zuerst Wasser in einem Topf aufkochen lassen.
2. Währenddessen die Kartoffeln von der Schale befreien und, sobald das Wasser kocht, in den Topf geben und köcheln lassen. Sobald sie gar sind, herausnehmen und beiseitestellen.
3. Im nächsten Schritt die weißen Bohnen waschen, putzen und in einer Pfanne auf zwei Esslöffeln Olivenöl garen. Nach dem Garen ebenfalls zur Seite stellen.
4. Nun die Tomaten waschen und zu einem Brei mixen.
5. Daraufhin die 100 ml Olivenöl in einen Topf geben. Zwiebel und Knoblauch schälen, dann die Zwiebeln würfeln und die Knoblauchzehen fein hacken. Im Topf mit Olivenöl anbraten.
6. Als Nächstes das Tomatenpüree in den Topf geben. Den gesamten Inhalt kurz aufkochen, dann einige Minuten köcheln lassen.
7. Jetzt die restlichen Zutaten – bis auf die Kartoffeln und die Bohnen – in den Topf geben und alles miteinander abschmecken.
8. Zuletzt auch die Kartoffeln und Bohnen hinzufügen und die Minestrone 15 bis 20 Minuten weiterköcheln lassen.

Vegetarische Moussaka (Griechenland)

Nährwerte pro Portion: 513 kcal, 51 g KH, 28 g EW, 20 g FE
Punkte pro Portion: 9

Zutaten für 4 Portionen:

Für die Sauce:
➢ 400 g Tomaten
➢ 200 g Beluga-Linsen
➢ 2 Knoblauchzehen

➢ 1 Zwiebel
➢ 4 EL Tomatenmark
➢ 2 EL Olivenöl
➢ Rosmarin
➢ Salz

➢ Pfeffer

Für die Schicht:
➢ 400 g Kartoffeln
➢ 1 Aubergine

➢ 1 EL Bratöl
➢ Salz
➢ Pfeffer

Zum Überbacken:
➢ 200 g Feta

Zubereitung:

1. Zuerst das Wasser in einem Topf aufkochen lassen.
2. In der Zwischenzeit mit der Sauce beginnen: Zwiebeln und Knoblauch schälen sowie fein hacken. Sobald das Wasser im Topf kocht, Linsen hineingeben und köcheln lassen. Parallel dazu 2 EL Olivenöl in eine Pfanne geben und darin Knoblauch sowie Zwiebeln anschwitzen.
3. Nach dem Anschwitzen die Tomaten hacken und mit dem Tomatenmark ebenfalls in die Pfanne geben. Den Inhalt aufkochen lassen und nach Zugabe von Rosmarin und 200 ml Wasser eine Viertelstunde köcheln lassen.
4. Inzwischen müssten die Linsen fertig sein. Ist dies der Fall, den Topf mit den Linsen beiseitestellen. Die Linsen zum Schluss in der Pfanne einrühren und den Pfanneninhalt mit Salz und Pfeffer abschmecken.
5. Im nächsten Schritt die Schicht des Moussaka vorbereiten. Hierzu zunächst den Ofen auf 200 °C Ober- und Unterhitze vorheizen.
6. Daraufhin die Aubergine in Ringe schneiden und auf ½ EL Bratöl in einer Pfanne anbraten. Abschließend die Auberginen auf einem Teller trocken tupfen.
7. Nun mit den Kartoffeln genauso wie mit den Auberginenringen verfahren.
8. Als Nächstes eine Auflaufform nehmen und ein Drittel der Sauce hineingeben. Dann die Kartoffeln in die Sauce gebenen. Wiederum über die Kartoffeln das zweite Drittel Sauce geben. Nun die Auberginen hinauflegen und abschließend mit dem letzten Drittel Sauce übergießen.
9. Den Feta gleichmäßig auf dem Moussaka verteilen und in den vorgeheizten Backofen schieben. Sobald der gewünschte Grad der Bräune erreicht ist, ist das Moussaka fertig.

Tipp!

Das Moussaka macht sich hervorragend mit noch mehr Kräutern als Topping. So wird es seiner mediterranen Note um einiges gerechter. Auch ein Gurkensalat als Beigabe ist als leichte und kalorienarme Kost im Rahmen der mediterranen Diät absolut geeignet.

Reissalat mit Linsen (Griechenland)

Nährwerte pro Portion: 568 kcal, 39 g KH, 17 g EW, 37 g FE
Punkte pro Portion: 13

Zutaten für 4 Portionen:

Für den Salat:
- 150 g Kirschtomaten
- 100 g Reis (rot)
- 100 g Linsen (grün)
- 100 g Kalamata-Oliven
- 100 g getrocknete Tomaten
- 60 g Rucola
- 50 g Pinienkerne (geröstet)

- 1 Paprika
- Basilikum

Für das Dressing:
- 1 Zitrone (Saft)
- 6 EL Olivenöl
- 1 TL Senf
- 1 TL Salz
- Pfeffer

Zubereitung:

1. Als vorbereitende Maßnahme die Linsen sowie den Reis kochen und beiseitestellen.
2. Nun das Gemüse präparieren: Paprika zerkleinern, getrocknete Tomaten hacken und die Tomaten würfeln.
3. Daraufhin das Gemüse zusammen mit dem Reis und den Linsen in eine große Schüssel geben. Alles miteinander vermengen.
4. Im nächsten Schritt die Oliven entsteinen und fein hacken.
5. Jetzt die Pinienkerne in einer Pfanne fettfrei rösten.
6. Danach den Rucola mit hineingeben. Fürs Dressing den Saft einer Zitrone und die restlichen dafür bestimmten Zutaten gründlich verrühren und beim Salat unterheben.
7. Im letzten Schritt den Salat mit den Pinienkernen, gehackten Oliven sowie Basilikumblättern dekorieren.

Paella – Das Original (Spanien)

Nährwerte pro Portion: 793 kcal, 27 g KH, 70 g EW, 42 g FE
Punkte pro Portion: 10

Zutaten für 4 Portionen:

- 500 g Riesengarnelen (Gambas)
- 300 g Kabeljaufilet
- 250 g Hähnchenbrust
- 200 g Paella-Reis
- 150 g Chorizo
- 100 g Erbsen
- 100 g Bohnen (grün)
- 700 ml Fischfond
- 3 Tomaten
- 2 Knoblauchzehen
- 1 Paprika
- 1 Zwiebel
- 1 Zitrone
- 3 EL Olivenöl
- Safranfäden
- Salz

Zubereitung:

1. Im ersten Schritt das Wasser aufkochen lassen. Die Tomaten einritzen und mit dem kochenden Wasser übergießen.
2. Nach kurzer Wartezeit Haut und Strunk von den Tomaten trennen und alles in kleine Würfel teilen.
3. Nun zwei Esslöffel Wasser zum Aufkochen bringen und damit den Safran in einem kleinen Teller übergießen.
4. Dann die Chorizo pellen, der Länge nach in zwei Hälften teilen und quer scheibenweise schneiden.
5. Jetzt die Zwiebeln sowie den Knoblauch schälen und fein würfeln. Die Paprika putzen und in 1 cm große Würfel schneiden. Zudem die Bohnen halbieren.
6. Daraufhin eine Pfanne erhitzen und die Chorizo für zwei Minuten darin anbraten. Anschließend herausnehmen und zur Seite legen.
7. Im nächsten Schritt dem aus der Chorizo entstandenen Bratfett die 3 EL Olivenöl beigeben und die Zwiebel- sowie Paprikawürfel darin 5 Minuten dünsten.
8. Nach den 5 Minuten Knoblauch, Tomaten, 700 ml Fischfond (mit der nach der Packungsvorschrift vorgesehenen Menge Wasser zubereitet) und Safran mit dem Einweichwasser in die Pfanne geben. Alles miteinander verrühren.
9. Nun den Rückenpanzer der Garnelen der Länge nach in der Mitte aufschneiden, das Fleisch einritzen und den schwarzen Darm entfernen.
10. Als Nächstes den Paella-Reis in die Pfanne geben, salzen und fünf Minuten lang auf mittlerer Hitzestufe köcheln lassen. Regelmäßig umrühren. Dann die Garnelen für drei Minuten darin garen. Nach drei Minuten wenden.
11. In der Zwischenzeit Wasser in einem separaten Topf aufkochen lassen und salzen. Die Bohnen zwei Minuten im Salzwasser garen.
12. Nun die Erbsen in den Topf geben und eine Minute mitkochen. Den Topfinhalt in einem Sieb abgießen und gründlich abtropfen lassen.
13. Im weiteren Verlauf die Hähnchenbrust- und Kabeljaufilets in Stücke teilen und salzen. Dann der Paella beigeben und fünf Minuten mitköcheln lassen. Die Paella jetzt nicht mehr umrühren.
14. Danach Bohnen, Erbsen und Chorizo ebenfalls in die Paella legen und alles einmal ordentlich erhitzen. Vom Herd nehmen und 5 Minuten ziehen lassen.
15. Zum Schluss die Paella, mit Zitronenspalten dekoriert, servieren.

Nudelsalat mit rotem Pesto (Italien)

Nährwerte pro Portion: 534 kcal, 40 g KH, 17 g EW, 33 g FE
Punkte pro Portion: 17

Zutaten für 4 Portionen:

Für den Salat:
- 350 g Fusilli (gekocht)
- 50 g Parmesan
- 50 g Pinienkerne
- 3 Tomaten
- 1 Bund Rucola
- 4 EL Olivenöl
- Salz
- Pfeffer
- Cayennepfeffer
- Chilipulver

Für das Pesto:
- 100 g Tomaten (getrocknet, in Öl)
- 1 Knoblauchzehe
- 1 Peperoni
- 15 Basilikumblätter
- 3 EL Olivenöl

Zubereitung:

1. Zuerst das Wasser in einem Topf aufkochen lassen, salzen und Nudeln im kochenden Wasser garen.
2. Sobald die Nudeln *al dente* (bissfest) sind, ein bisschen vom Nudelwasser in ein Schälchen füllen. Den Rest abgießen und die Nudeln in einem Sieb abtropfen lassen.
3. Im Anschluss die Nudeln in eine Schüssel geben und mit 2 EL Olivenöl vermengen. Zum Kühlen beiseitestellen.
4. Nun das Pesto präparieren: Alle dafür vorgesehenen Zutaten ordentlich mixen. Zum Abschluss das Pesto mit dem abgeschöpften Nudelwasser aus dem Schälchen verdünnen und umrühren. Dann zur Seite stellen.
5. Die Tomaten für den Nudelsalat waschen, entkernen und klein schneiden. Auch den Rucola waschen und in mundgerechte Stücke schneiden.
6. Als Nächstes die Pinienkerne fettfrei rösten, bis sie eine goldbraune Farbe annehmen.
7. Während der Röstung den Parmesan hobeln.
8. Im weiteren Verlauf die Nudeln mit dem präparierten Pesto und 2 EL Olivenöl vermengen. Daraufhin alle weiteren Zutaten beigeben, erneut vermengen und mit den Gewürzen abschmecken.

Für den kleinen Hunger

Sofern es Gerichte für den großen Hunger gibt, muss es zum Ausgleich auch etwas für den kleinen Hunger geben. Folglich erwarten Sie in diesem Abschnitt Rezepte, die mit rund 300 Kilokalorien oder noch weniger pro Gericht aufwarten. Sie eignen sich als Snack für zwischendurch, als Vorspeise oder Beigabe bei größeren Gerichten oder als Mittagsmahlzeit, jedoch nicht zum Frühstück oder Abendessen.

Wieso eignen sich die Rezepte zum Mittagessen, aber zum Frühstück oder Abendessen nicht?

Im mediterranen Raum sind reichhaltige Frühstücksmahlzeiten und noch reichhaltigere Abendessen üblich. Gegen Mittag jedoch wird weniger üppig gegessen. Sollten Sie also zum Frühstück einen guten Grundstein gelegt und für den Abend ein großes Mahl in Planung haben, dann eignen sich die folgenden Rezepte für ein bescheidenes Mittagessen. Ansonsten ist die Rolle als Vorspeise oder Beigabe zu Hauptgerichten eine naheliegende Option. Haben Sie Spaß mit den folgenden Rezepten.

Gefüllte Weinblätter (Türkei)

Nährwerte pro Portion: 89 kcal, 9 g KH, 2 g EW, 5 g FE
Punkte pro Portion: 2

Zutaten für 20 Portionen:

- 150 g Bulgur
- 20 Weinblätter
- 4 Datteln
- 2 Frühlingszwiebeln
- 1 Tomate
- 1 Zitrone

- ½ Zitrone (Saft)
- 6 EL Olivenöl
- 2 EL Pinienkerne
- 1 TL Kreuzkümmel
- ½ TL Harissa-Paste
- ½ TL Zimt

- 6 Stiele Petersilie
- 6 Stiele Koriandergrün
- 6 Stiele Minze
- 2 Stiele Thymian
- Salz
- Pfeffer

Zubereitung:

1. Zu Beginn die Weinblätter für knapp zehn Minuten zum Garen in kochendes Wasser legen.
2. Danach in einem Sieb kalt abspülen und abtropfen lassen.
3. Jetzt die Pinienkerne fettfrei in der Pfanne rösten, bis sie eine goldbraune Farbe annehmen.
4. Nach der Röstung die Pinienkerne abkühlen lassen und grob hacken.
5. Im weiteren Verlauf Wasser aufkochen und salzen. Währenddessen aus dem Zitronensaft, 5 EL Olivenöl, Harissa, Zimt und Kreuzkümmel ein Dressing anrühren.
6. Sobald das Wasser kocht, den Bulgur hineingeben und 15 bis 20 Minuten gar köcheln lassen.
7. Nach der Garzeit den Bulgur in einem Sieb abtropfen lassen und in einer Schüssel mit dem Dressing vermischen. Zur Seite stellen.
8. Im Anschluss die Blätter der Kräuter abzupfen und fein hacken. Auch die Frühlingszwiebeln in kleine Stücke hacken.
9. Nun die Tomaten und Datteln in Würfelstücke schneiden. Gemeinsam mit den Kräutern, Pinienkernen sowie Frühlingszwiebeln beim Bulgur untermischen. Mit Salz und Pfeffer abschmecken.
10. Im nächsten Schritt die Weinblätter abtropfen und trocken tupfen. Pro Weinblatt 1 EL Bulgur mittig platzieren. Dabei jedes Weinblatt zusammenrollen, indem die langen Blattseiten nach innen über den Reis geklappt werden und das Blatt vom Stielansatz bis zur Blattspitze hin fest aufgerollt wird.
11. Zum Schluss die verbliebene Menge Olivenöl in einer Pfanne erhitzen und die gefüllten Weinblätter auf geringer Herdstufe von allen Seiten braten.

Shakshuka – Proteinreiches Gericht mit Ei (Israel)

Nährwerte pro Portion: 280 kcal, 20 g KH, 15 g EW, 14 g FE
Punkte pro Portion: 2

Zutaten für 3 Portionen:

- 200 g Cocktailtomaten
- 1 Dose Tomaten (gestückelt)
- 4 Eier
- 2 Paprika
- 2 Knoblauchzehen

- 1 Zwiebel
- 1 Chilischote
- 1 EL Olivenöl
- 2 TL Kreuzkümmel
- 1 TL Paprikapulver

- Petersilie
- Basilikum
- Oregano
- Salz
- Pfeffer

Zubereitung:

1. Zunächst Knoblauch und Zwiebel schälen. Dann gemeinsam mit der Chilischote sowie den Kräutern kleinhacken.
2. Daraufhin die Paprika in dünne Streifen schneiden und die Cocktailtomaten mundgerecht halbieren oder vierteln.
3. Im nächsten Schritt 1 EL Olivenöl in einer Pfanne erhitzen und darin Knoblauch- sowie Zwiebelstücke glasig andünsten.
4. Mit der Zeit folgende Zutaten in die Pfanne geben: Zuerst den Kreuzkümmel und kurz anbraten lassen, dann die Paprikastreifen sowie die gehackte Chilischote. Mehrmals umrühren und fünf Minuten auf mittlerer Hitze anbraten.
5. Im weiteren Verlauf gestückelte Tomaten sowie die Cocktailtomaten addieren und den Pfanneninhalt mit dem Tomatensaft aus der Dose ablöschen.
6. Nun die frischen Kräuter hinzugeben und abschmecken. Während das Shakshuka 10 Minuten vor sich hin köchelt, den Backofen bereits bei 180 °C Ober- und Unterhitze vorheizen lassen. Shakshuka regelmäßig umrühren.
7. Anschließend die Eier aufschlagen und die Eimasse beigeben. Pfanneninhalt weitere fünf Minuten köcheln lassen und nicht mehr umrühren.
8. Dann die Pfanne in den Backofen auf die mittlere Schiene schieben und dort die Eimasse 7 bis 10 Minuten stocken lassen. Je länger es dauert, umso fester wird das Eigelb.
9. Im letzten Schritt das Shakshuka wahlweise mit frischen Kräutern schmackhaft anrichten.

Couscous-Pfanne mit frischem Joghurt-Minz-Topping (Marokko)

Nährwerte pro Portion: 193 kcal, 26 g KH, 9 g EW, 6 g FE
Punkte pro Portion: 3

Zutaten für 4 Portionen:

- 150 g Couscous (gekocht)
- 150 g Bohnen (grün)
- 100 g Steinchampignons
- 100 g Zwiebeln
- 350 ml Gemüsebrühe
- 1 Dose Kichererbsen
- ½ Knoblauchzehe
- ½ Paprika
- 4 EL Sojajoghurt
- 4 EL Zitronensaft
- 4 EL Olivenöl
- 1 EL Tomatenmark
- 1 TL Agavendicksaft
- ½ TL Ras el Hanout (marokkanische Gewürzmischung)
- Paprikapulver (süß)
- Kreuzkümmel
- Chiliflocken
- Petersilie
- Minze
- Salz

Zubereitung:

1. Zu Beginn die Gemüsebrühe erhitzen oder in einem Topf aufkochen lassen. Dabei sollten – nach Packungsvorschrift der Gemüsebrühe zubereitet – bei der Mischung mit Wasser 350 ml Brühe entstehen.
2. Danach den Couscous in einem Topf mit der heißen Gemüsebrühe zugedeckt quellen lassen. Zu Beginn kurz umrühren und dann mit Deckel darauf beiseitestellen.
3. Während der Quelldauer das Gemüse vorbereiten. Hierzu die Zwiebeln sowie den Knoblauch schälen und fein würfeln.
4. Im Anschluss die grünen Bohnen waschen, deren Enden abschneiden und halbieren. Paprika in mundgerechte Stücke schneiden und Champignons putzen sowie in Scheiben schneiden.
5. Als Nächstes eine Dose Kichererbsen im Sieb waschen und zur Seite stellen. Auch die Minze waschen, dann trockenschütteln und ebenfalls zur Seite geben.
6. Im weiteren Verlauf 4 EL Olivenöl in einer Pfanne erhitzen und die grünen Bohnen zwei Minuten darin anbraten. Die geschnittene Paprika, Zwiebel und Knoblauchwürfel addieren, dabei die Hitze reduzieren und den Inhalt weitere drei Minuten anbraten.
7. Nun die Champignons beigeben und braten. Danach sämtlichen Inhalt mit 1 TL Agavendicksaft karamellisieren lassen. Mit Salz, Paprikapulver und Chiliflocken würzen.
8. Dann Couscous unterheben und die Zutaten mit 1 EL Tomatenmark in der Pfanne durchmischen. Kurz und scharf anbraten.
9. Im nächsten Schritt die präparierten Kichererbsen hinzufügen und den Inhalt mit Kreuzkümmel, Petersilie sowie der marokkanischen Gewürzmischung Ras el hanout abschmecken.
10. Zum Ende hin Minzblätter in beliebiger Menge abzupfen, zerhacken und in der Pfanne unterheben.
11. Schließlich alles aus der Pfanne entnehmen, in einer Schüssel mit 4 EL Sojajoghurt sowie 4 EL Zitronensaft vermengen, nochmals salzen und zusätzlich pfeffern und in der Schüssel 10 Minzblätter unterheben.
12. Der Couscous schmeckt heiß, aber mit dem kühlenden Zitronen-Joghurt, am besten.

Ofengemüse mit Feta (Griechenland)

Nährwerte pro Portion: 305 kcal, 19 g KH, 14 g EW, 18 g FE
Punkte pro Portion: 8

Zutaten für 4 Portionen:

- 200 g Feta
- 6 Tomaten
- 3 Zwiebeln
- 2 Knoblauchzehen
- 2 Zucchini

- 1 Paprika (rot)
- 1 Paprika (gelb)
- 1 Zweig Rosmarin
- 3 EL Olivenöl
- Salz
- Pfeffer

Zubereitung:

1. Am Anfang das Gemüse bei Bedarf schälen, ansonsten waschen und direkt schneiden. Nach Wunsch schneiden, beispielsweise die Zucchini in kleine Scheiben, die Tomaten in Würfel usw.
2. Daraufhin den Backofen auf 180 °C Ober- und Unterhitze vorheizen lassen.
3. Inzwischen das Gemüse in einer Auflaufform verteilen. Mit 3 EL Olivenöl sowie Salz und Pfeffer würzen. Den Rosmarinzweig darauflegen.
4. Zunächst den Feta außenvorlassen und das Gemüse knapp 30 Minuten allein im Backofen backen.
5. Kurz vor Ende der 30 Minuten den Feta in Würfel teilen, dann auf dem Gemüsemix verteilen. Weitere 15 Minuten backen.

> *Tipp!*
>
> Falls Sie den Feta knusprig und leicht gebräunt haben möchten, dann stellen Sie den Backofen für die letzten 5 Minuten auf Grillen um.

Gemüse-Tortilla (Spanien)

Nährwerte pro Portion: 80 kcal, 3 g KH, 5 g EW, 5 g FE
Punkte pro Portion: 3

Zutaten für 12 Portionen:

- ➢ 200 g Brokkoli
- ➢ 125 g Champignons
- ➢ 100 g Schmand
- ➢ 75 g Kräuterfrischkäse
- ➢ 75 g Käse (gerieben)
- ➢ 100 ml Milch
- ➢ 4 Eier
- ➢ 1 Paprika
- ➢ Curry
- ➢ Chili
- ➢ Salz
- ➢ Pfeffer

Zubereitung:

1. Zunächst den Brokkoli sowie die Paprika waschen. Dann die Brokkoli-Röschen gemeinsam mit der Paprika schneiden. Die Champignons putzen und ebenfalls schneiden.
2. Anschließend das Gemüse in einer Pfanne leicht anbraten.
3. Während der Bratzeit die Eier aufschlagen und die Eimasse in einer Schüssel gemeinsam mit der Milch, dem Schmand, dem Kräuterfrischkäse und den Gewürzen vermischen.
4. Zum Schluss in der Schüssel den geriebenen Käse unterrühren.
5. Als Nächstes die Eimasse zum Gemüse in der Pfanne gießen. Die Pfanne zudecken und den Inhalt bei niedriger Temperatur stocken lassen.
6. Jetzt sind die Tortillas fertig. Damit die Portions- und Kalorienangaben stimmen, den Pfanneninhalt auf 12 Portionen aufteilen.

Suppen

Suppen sind in jeder Art von Diät willkommene Elemente. Geringer Kaloriengehalt und die wohltuende Wärme für den Magen sind klare Fürsprecher für Suppen. Auch im mediterranen Raum genießen sie eine große Rolle. Häufig gibt es sie als kaloriensparendes Mittagessen oder nach einem Hauptgericht zum warmen Abschluss. Insbesondere in den weniger warmen Breitengraden Mitteleuropas werden Sie im Winter die mediterranen Suppenrezepte zu schätzen wissen. Ein hoher Besonderheitswert der mediterranen Rezepte besteht in der großen Gewürzvielfalt der meisten Suppen. So wird jedes Rezept wahrlich einzigartig. Genießen Sie es!

Minestrone (Italien)

Nährwerte pro Portion: 163 kcal, 24 g KH, 6 g EW, 4 g FE
Punkte pro Portion: 3

Zutaten für 8 Portionen:

- 200 g Weißkraut
- 120 g Bohnen (weiß)
- 3 Tomaten
- 2 Kartoffeln
- 2 Karotten
- 2 Knoblauchzehen
- 2 Zwiebeln
- 1 Steckrübe
- 1 Staudensellerie
- 2 EL Olivenöl
- 1 Bund Petersilie
- ¼ Bund Majoran
- ¼ Bund Thymian
- Salz
- Pfeffer

Zubereitung:

1. Die Zubereitung beginnt bereits tags zuvor: Bohnen zum Einweichen für einen Tag in eine Schüssel mit Wasser legen.
2. Am darauffolgenden Tag die Bohnen abtropfen lassen und mit Wasser abspülen.
3. Im nächsten Schritt Zwiebeln sowie Knoblauch schälen. Die Zwiebeln fein hacken, den Knoblauch wiederum durch die Knoblauchpresse drücken.
4. Dann Majoran sowie Thymian abspülen. Zusammen mit dem Staudensellerie fein hacken.
5. Als Nächstes den Strunk vom Weißkraut trennen und das Weißkraut streifenweise schneiden.
6. Karotten gründlich säubern und würfeln. Dann die Kartoffeln schälen und ebenfalls in Würfel teilen.
7. Im weiteren Verlauf die Tomaten für kurze Zeit ins heiße Wasser legen, um sie danach abzuschrecken, zu schälen, zu entkernen und zu stückeln.
8. Daraufhin die Steckrübe waschen und in Würfel schneiden.
9. Anschließend die 2 EL Olivenöl in einem Topf erhitzen. Zwiebeln und Knoblauch darin glasig dünsten.
10. Auch Bohnen, Majoran, Thymian und Tomaten in den Topf einfügen und mit ungefähr 1.500 ml Wasser aufgießen. Zudecken, sodass der Topfinhalt zwei Stunden bei moderater Hitze köcheln kann.
11. Nach Ablauf der Zeit Karotten, Steckrübe und Kartoffeln ebenfalls in den Topf geben und erneut 20 Minuten köcheln lassen.
12. Danach den Sellerie und das Weißkraut hinzugeben. Knapp 10 Minuten köcheln lassen.
13. Wenn das Gemüse gar ist, mit Salz und Pfeffer abschmecken. Petersilie waschen, trockenschütteln, fein hacken und zum Garnieren der Minestrone verwenden.

Joghurtsuppe (Griechenland)

Nährwerte pro Portion: 283 kcal, 14 g KH, 13 g EW, 19 g FE
Punkte pro Portion: 8

Zutaten für 2 Portionen:

- 400 g griechischer Joghurt (0 % Fett)
- 200 g Salatgurken
- 50 g Feta
- 1 Tomate
- 1 Knoblauchzehe

- 1 Stiel Pfefferminze
- 2 EL Olivenöl
- 2 EL Zitronensaft
- Salz
- Pfeffer

Zubereitung:

1. Zunächst den Knoblauch und die Gurke schälen. Den Knoblauch vierteln. Bei der Gurke wiederum zwei Drittel grob würfeln. Das verbliebene Drittel der Gurke halbieren, die Kerne herauskratzen und aufbewahren.
2. Nun die Knoblauchstücke, die Gurkenwürfel sowie -kerne und den Joghurt in einen hohen Behälter geben. Den Inhalt fein pürieren und mit Zitronensaft, Salz und Pfeffer abschmecken. Anschließend kaltstellen.
3. Im nächsten Schritt die verbliebene Gurke – die, bei der die Kerne entfernt wurden – klein würfeln. Dann die Tomate würfeln, entkernen und ebenfalls würfeln.
4. Daraufhin den Feta zerbröseln und mit den Gurken- sowie Tomatenstücken aus dem letzten Schritt mischen. Nach Belieben pfeffern.
5. Anschließend Minzblätter vom Stiel abzupfen und grob hacken.
6. Im letzten Schritt die kalte Suppe mit den Minzblättern sowie der Gurken-Tomaten-Feta-Mischung bestreuen. Mit 2 EL Olivenöl abrunden.

Hinweis!

In diesem Fall wurde ein griechischer Joghurt ohne Fettanteil gewählt. Ebenso gibt es jedoch Varianten mit mehr Fett. Sollte Ihnen dies lieber sein, dann profitieren Sie in diesem Fall von den vorteilhaften Fettsäuren.

Melonen-Gazpacho (Spanien)

Nährwerte pro Portion: 380 kcal, 18 g KH, 13 g EW, 27 g FE
Punkte pro Portion: 10

Zutaten für 4 Portionen:

- 500 g Wassermelone
- 300 g Tomaten
- 200 g Halloumi
- 50 g Eiswürfel
- 1 Paprikaschote (rot)

- 1 Pfefferschote (rot)
- ½ Salatgurke
- 4 EL Olivenöl
- 3 EL Weißweinessig
- Salz
- Pfeffer

Zubereitung:

1. Zum Anfang die Gurke schälen und in drei Stücke Teilen. Eines der Stücke längs halbieren und würfeln. Die anderen beiden Stücke beiseitestellen.
2. Danach die Paprika und die Tomaten putzen, vierteln und die Kerne entfernen. 50 g von der Paprika und ein Viertel der Tomaten würfeln.
3. Sämtliches gewürfeltes Gemüse in einer Schale mischen und mit Salz sowie Pfeffer würzen.
4. Nun die restlichen Stücke des Gemüses in einem Mixer pürieren.
5. Im Anschluss die Pfefferschote putzen, entkernen und grob würfeln.
6. Dann die Melone spalten, das Fruchtfleisch von der Schale entfernen und grob stückeln. Die Pfefferschoten- und Melonenstücke zum Gemüse im Mixer hinzugeben. Den gesamten Inhalt um die Eiswürfel ergänzen und alles pürieren.
7. Als Nächstes den Inhalt im Mixer mit 3 EL Olivenöl, Essig, Salz und Pfeffer verfeinern.
8. Im weiteren Verlauf den Halloumi längs in Scheiben schneiden, abtropfen lassen und mit Küchenpapier trockentupfen. Danach den Halloumi auf dem verblieben EL Olivenöl beidseitig anbraten.
9. Abschließend den Mixer-Inhalt auf Teller verteilen und gleichmäßig mit Halloumi sowie den Gemüsewürfeln garnieren.

Provençalische Gemüsesuppe (Frankreich)

Nährwerte pro Portion: 119 kcal, 14 g KH, 12 g EW, 2 g FE
Punkte pro Portion: 0

Zutaten für 6 Portionen:

- 1 kg dicke Bohnen
- 400 g Lauch
- 300 g Knollensellerie
- 200 g Möhren
- 100 g Zuckerschoten
- 1,2 l Gemüsefond
- Salz
- Pfeffer

Zubereitung:

1. Zunächst Möhren und Sellerie schälen und in feine Würfelstücke teilen. Dann ebenso mit dem Lauch verfahren, wobei die weißen und hellgrünen Anteile gewürfelt werden.
2. Anschließend Wasser in einem Topf aufkochen lassen und die Bohnen aus den Schoten entnehmen. Sobald das Wasser kocht, salzen und Bohnen hineingeben. 2 Minuten köcheln lassen, abschrecken und abtropfen. Die Bohnenkerne herausdrücken.
3. Im weiteren Verlauf die Zuckerschoten putzen und schräg streifenweise fein schneiden.
4. Den Gemüsefond nach Vorgabe auf der Verpackung mit der Menge Wasser vermischen, sodass 1,2 Liter Gemüsefond entstehen. Aufkochen und Möhren sowie Sellerie 5 Minuten darin garen lassen.
5. Jetzt Bohnen, Zuckerschoten und Lauch in den Topf geben und eine Minute mit garen.
6. Zum Abschluss die Suppe mit Salz und Pfeffer abschmecken.

> ### Hinweis!
>
> Auch hier eignet sich die im Zusammenhang mit der Bouillabaisse erwähnte Rouille. Das Rezept für die Sauce finden Sie unterhalb des Bouillabaisse-Rezepts.

Linsensuppe Shorba Ads (Ägypten)

Nährwerte pro Portion: 196 kcal, 17 g KH, 23 g EW, 4 g FE
Punkte pro Portion: 1

Zutaten für 6 Portionen:

- 400 g rote Linsen
- 2 l Hühnerbrühe
- 3 Knoblauchzehen
- 3 Zwiebeln
- 1 Tomate
- 1 Bund Petersilie
- 3 cm Ingwer
- 1 EL Sonnenblumenöl
- 2 TL Kreuzkümmel
- 1 TL Salz
- ½ TL Kurkuma
- ½ TL Pfeffer

Zubereitung:

1. Zuerst zwei der drei Zwiebeln schälen, kleinhacken und auf 1 EL Sonnenblumenöl in einer Pfanne glasig dünsten.
2. Im Anschluss den Ingwer schälen, reiben und hinzugeben. Dann die Tomaten würfeln und ebenfalls in die Pfanne geben.
3. Direkt danach Linsen und Kurkuma hinzufügen und den Pfanneninhalt umrühren.
4. Jetzt die Hühnerbrühe mit Wasser nach Vorschrift auf der Verpackung so mischen, dass zwei Liter Hühnerbrühe entstehen. Pfanneninhalt mit der Hühnerbrühe ablöschen und 45 Minuten lang den Inhalt köcheln lassen.
5. Im weiteren Verlauf die dritte Zwiebel schälen und in dünne Ringe schneiden. Dann den Knoblauch ebenfalls schälen und fein hacken. Beides in einer separaten Pfanne rösten.
6. Die gerösteten Zwiebelringe beiseitelegen und den Knoblauch in die Pfanne mit der Suppe geben. Mit dem Pürierstab den Pfanneninhalt fein pürieren.
7. Anschließend die Suppe mit Salz, Pfeffer und Kreuzkümmel abschmecken.
8. Zuletzt die Petersilie waschen, trockenschütteln und grob hacken. Die Suppe mit Petersilie und den gerösteten Zwiebelringen garnieren.

Salate

Falls Sie die Kreativität der mediterranen Salate nicht missen möchten, ist dieses Kapitel wie gemacht für Sie. Es führt Sie vom Orient über die Türkei und Griechenland sowie Italien bis hin nach Frankreich. Charakteristische Noten jeder Region fließen in die einzelnen Rezepte ein. Nehmen Sie sich die Zeit, die verschiedenen Geschmäcker bewusst wahrzunehmen und vollziehen Sie genau nach, wieso jede der nationalen Küchen Anerkennung verdient. Zwischen Granatäpfeln, Hummus und Feta – Was ist Ihr Favorit?

Granatapfel-Taboulé (Orient)

Nährwerte pro Portion: 309 kcal, 37 g KH, 6 g EW, 14 g FE
Punkte pro Portion: 8

Zutaten für 4 Portionen:

- 400 g Gurken
- 100 g Bulgur (fein)
- 100 g Petersilie
- 30 g Minze
- 20 g Koriandergrün
- 150 ml Gemüsefond
- 1 Granatapfel
- 1 Zwiebel (rot)
- 1 Chilischote (rot)
- 8 EL Zitronensaft
- 3 EL Olivenöl
- 2 EL Granatapfelsirup
- 1 EL Honig
- Salz
- Pfeffer

Zubereitung:

1. Zunächst den Gemüsefond nach Packungsvorschrift so mit Wasser vermischen, dass 150 ml gegeben sind. Diese in einem Topf aufkochen lassen und dann den Bulgur einfügen. Vom Herd nehmen, Topf abdecken und den Bulgur 10 Minuten quellen lassen.
2. Nach der Quellzeit den Bulgur kurz lockern und weiterhin abgedeckt zur Seite stellen.
3. Danach den Granatapfel halbieren und die Kerne entnehmen. Die Kerne mit der Chilischote fein hacken.
4. Anschließend die Gurken fein würfeln. Genauso mit den Zwiebeln verfahren, nachdem diese geschält wurden.
5. Nun die Kräuter waschen, kurz durchschütteln und ebenfalls fein hacken.
6. Im nächsten Schritt das Dressing zubereiten: Zitronensaft, Honig und Olivenöl in den vorgegebenen Mengen sowie Salz und Pfeffer nach eigenem Ermessen miteinander vermischen. Das Dressing abgedeckt kaltstellen.
7. Abschließend das Dressing mit allen anderen Zutaten in einem Behältnis vermischen und nochmals mit Salz und Pfeffer abschmecken. Mit dem Granatapfelsirup final beträufeln.

Hummus mit Salat (Türkei)

Nährwerte pro Portion: 470 kcal, 40 g KH, 16 g EW, 26 g FE
Punkte pro Portion: 9

Zutaten für 2 Portionen:

- 425 g Kichererbsen
- 300 g Kirschtomaten
- 100 ml Gemüsebrühe
- 1 Römersalatherz
- ½ Bund Petersilie
- ½ Bund Schnittlauch
- 3 EL Olivenöl
- 2 EL Aceto Balsamico
- ½ TL Kreuzkümmel
- ½ TL Chiliflocken
- Salz
- Pfeffer

Zubereitung:

1. Zunächst die Gemüsebrühe nach Vorschrift auf der Verpackung mit der benötigten Menge Wasser mischen, bis 100 ml Gemüsebrühe entstehen. Aufkochen lassen und Kichererbsen zugedeckt fünf Minuten darin köcheln lassen.
2. In der Zwischenzeit die Tomaten halbieren und den Römersalat mundgerecht in Stücke zupfen.
3. Mittlerweile sollten die Kichererbsen fertig sein. Diese dann beiseitestellen.
4. Nun den Schnittlauch röllchenweise schneiden und die Hälfte für später zur Seite stellen. Die andere Hälfte mit Balsamico, Salz, Pfeffer und 2 EL Olivenöl vermischen.
5. Als Nächstes Petersilie fein hacken und zum Schnittlauch mit dem Balsamico geben.
6. Danach die Kichererbsen in der Brühe pürieren und mit Salz, Pfeffer sowie Kreuzkümmel abschmekken.
7. Jetzt eine Platte nehmen und darauf das Püree aus Kichererbsen zusammen mit den präparierten Tomaten und dem präparierten Salat verteilen.
8. Abschließend den Salat mit der Sauce aus Schritt 5 beträufeln sowie die Chiliflocken, die verbliebene Hälfte des Schnittlauchs und 1 EL Olivenöl auf das Püree geben.

Bauernsalat mit Schafskäse (Griechenland)

Nährwerte pro Portion: 500 kcal, 17 g KH, 13 g EW, 40 g FE
Punkte pro Portion: 12

Zutaten für 4 Portionen:

➢ 500 g Tomaten
➢ 200 g Schafskäse
➢ 100 g Oliven (schwarz)
➢ 100 ml Olivenöl
➢ 2 Zwiebeln
➢ 2 Paprikaschoten
➢ 1 Salatgurke
➢ Salz
➢ Pfeffer
➢ Oregano
➢ Knoblauchsalz
➢ Saft einer Zitrone

Zubereitung:

1. Zunächst Gurke, Paprika und Tomaten waschen. Dann die Gurke ungeschält in dünne Scheiben schneiden. Die Paprika entkernen und streifenweise – ebenfalls dünn – schneiden. Zuletzt jede der Tomaten in acht Stücke schneiden.
2. Im nächsten Schritt die Zwiebel schälen und der Breite nach in Scheiben teilen. Die Ringe herausholen.
3. Nun den Schafskäse in Würfel schneiden und Oregano in beliebiger Menge darauf verteilen.
4. Anschließend die Oliven abgießen und mit dem präparierten Gemüse aus den ersten beiden Schritten sowie dem Schafskäse in eine Schüssel geben. Alles verrühren.
5. Zuletzt das Olivenöl, den Zitronensaft sowie Salz und Pfeffer in einer kleinen Schüssel zu einer Sauce vermischen. Damit den Salat beträufeln und nochmals alles umrühren.

Salat mit Lammfilet und Avocado-Joghurtsauce (Frankreich)

Nährwerte pro Portion: 402 kcal, 9 g KH, 22 g EW, 30 g FE
Punkte pro Portion: 9

Zutaten für 1 Portion:

- 100 g Avocado
- 80 g Lammfilet
- 50 g Rauke
- 50 g Friséesalat
- 50 g Kirschtomaten
- 30 g fettarmer Joghurt
- 20 g Champignons (weiß)
- 30 ml Gemüsebrühe
- 1 Knoblauchzehe
- 1 TL Öl
- 1 TL Zitronensaft
- Salz
- Pfeffer

Zubereitung:

1. Zunächst die Avocado in der Mitte teilen, den Kern entfernen und das Fruchtfleisch der Länge und Breite nach in der Schale in kleine Streifen schneiden. Dann mit dem Löffel herausschälen.
2. Danach den Knoblauch schälen und in feine Stücke hacken.
3. Avocado- und Knoblauchstücke, Joghurt, Brühe (nach Verpackungsvorschrift mit Wasser zu 30 ml Brühe verarbeitet) und Zitronensaft in einem Mixer pürieren. Mit Salz und Pfeffer würzen.
4. Im weiteren Verlauf das Fleisch waschen und abtupfen. Ist es weitestgehend trocken, dann 1 TL Öl in einer Pfanne erhitzen und das Fleisch von allen Seiten 3 Minuten anbraten.
5. Anschließend das Fleisch herausnehmen und mit Salz und Pfeffer würzen.
6. Nun den Salat säubern und in kleine Stücke zupfen.
7. Daraufhin die Tomaten putzen und in zwei Hälften schneiden. Die Pilze ebenfalls gründlich waschen und in feine Scheiben teilen.
8. Jetzt die Tomaten- sowie Pilzstücke vermischen und mit Salz und Pfeffer würzen. Zudem das Fleisch stückchenweise schneiden und mit dem Salat auf einem Teller servieren.
9. Final mit der Avocado-Joghurtsauce abrunden.

Salat mit Hähnchenbrust und Vinaigrette (Italien)

Nährwerte pro Portion: 474 kcal, 12 g KH, 41 g EW, 28 g FE
Punkte pro Portion: 7

Zutaten für 4 Portionen:

- 680 g Hähnchenfilet
- 350 g Römersalat
- 250 g Kirschtomaten
- 150 g Champignons
- 75 g Oliven (schwarz)
- 75 g Rucola
- 6 Stiele Basilikum
- 1 Zwiebel

- 7 EL Balsamico-Essig (weiß)
- 3 EL Olivenöl
- 2 EL Öl
- Salz
- Pfeffer

Zubereitung:

1. Zuerst die Vinaigrette vorbereiten: Zwiebelschalen entfernen und Zwiebeln in feine Würfel schneiden. Essig, Salz und Pfeffer miteinander vermischen und das Olivenöl darunter geben. Zwiebeln hinzufügen.
2. Im nächsten Schritt das Fleisch waschen und abtupfen. 2 EL Öl in einer Pfanne erhitzen, um das Fleisch auf dem Öl knapp 5 Minuten bei mittlerer Hitzestufe anzubraten.
3. Daraufhin das Fleisch nach eigenem Ermessen salzen und pfeffern. Beiseitestellen.
4. Rauke säubern und abtropfen lassen. Den Römersalat ebenfalls säubern, trockenschütteln und streifenweise schneiden.
5. Jetzt den Basilikum waschen, trockenschütteln und die Blätter abzupfen. Des Weiteren die Tomaten und Champignons putzen. Während die Tomaten halbiert werden, werden die Champignons in dünne Scheiben geschnitten.
6. Als Nächstes Rauke, Salat, Tomaten, Champignons, Oliven, Basilikum und die Vinaigrette aus dem ersten Schritt gut vermischen.
7. Zuletzt das Fleisch aufschneiden und mit dem Salat zusammen auf Tellern oder in Schalen servieren.

Für die höchsten Ansprüche

Im Laufe des Buches wurde hier und dort der Begriff traditioneller und aufwendiger Speisen erwähnt. Diese erwarten Sie in diesem Kapitel, welches die aus Marseille berühmtberüchtigte Bouillabaisse eröffnet. Zum Abschluss erwartet Sie das kroatische Pendant, nämlich die Rijblja Juha. Neugierig? Dann schnuppern Sie hinein in die folgenden fünf Rezepte, die allem voran durch den Nahen Osten geprägt sind.

Bouillabaisse (Marseille, Frankreich)

Nährwerte pro Portion: 291 kcal, 24 g KH, 22 g EW, 11 g FE
Punkte pro Portion: 3

Zutaten für 4 Portionen:

- 200 g Kartoffeln
- 100 g Jakobsmuscheln
- 100 g Rotbarsch
- 100 g Seelachs

- 100 g Garnelen
- 1 l Gemüsebrühe
- 4 Tomaten
- 3 Schalotten
- 2 Karotten

- 2 Knoblauchzehen
- 1 Bund Basilikum
- ½ Stange Lauch
- ½ Bund Petersilie
- 3 Blatt Salbei

- ¼ Knollensellerie
- 2 EL Olivenöl
- Safran
- Salz
- Pfeffer

Zubereitung:

1. Zuerst die verschiedenen Fischsorten waschen und mundgerecht schneiden – es bieten sich knapp 4 cm große Stücke an.
2. Dann die Kartoffeln schälen und in Würfelstücke schneiden.
3. Im Anschluss Karotten, Sellerie und Lauch putzen und in Würfel teilen. Auch die Tomaten nach dem Entkernen würfeln.
4. Jetzt die Schalotten und den Knoblauch schälen sowie fein hacken. In eine Pfanne geben und auf 2 EL Olivenöl andünsten.
5. Im nächsten Schritt die Gemüsebrühe mit der auf der Packung geforderten Menge Wasser vermischen, sodass 1 l Gemüsebrühe resultiert. Mit dieser Gemüsebrühe den Pfanneninhalt aus Schritt 4 angießen. Safran untermischen und alles aufkochen lassen.
6. Als Nächstes die Kartoffelwürfel in die Pfanne geben und alles 10 Minuten köcheln lassen.
7. Nach Ablauf der Zeit die Fische und die Karotten sowie den Sellerie und den Lauch hinzufügen. Erneut bis zu 10 Minuten köcheln lassen.
8. Jetzt den Pfanneninhalt um Tomaten, Basilikum, Salbei und Sellerie ergänzen: Die Zutaten untermischen und alles kurz aufkochen lassen.
9. Zuletzt alles mit Salz und Pfeffer abschmecken und servieren.

Tipp!

Die Bouillabaisse wird häufig mit Rouille serviert. Hierbei handelt es sich um eine Sauce, die aus folgenden Zutaten zubereitet wird: 2 Knoblauchzehen, 1 rote Pfefferschote, 4 EL Semmelbrösel, 4 EL Fischbrühe, Safranfäden und Olivenöl. Zu guter Letzt ein weiterer Geheimtipp: Das Gericht harmoniert ausgezeichnet mit einem Weißwein, beispielsweise einem würzig cremigen Sauvignon-Blanc.

Blitva Mangoldkartoffeln (Kroatien)

Nährwerte pro Portion: 441 kcal, 34g KH, 9 g EW, 29 g FE
Punkte pro Portion: 11

Zutaten für 4 Portionen:

➢ 1 kg Mangold
➢ 500 g Kartoffeln (mehlig kochend)
➢ 4 Knoblauchzehen
➢ 1 Zwiebel
➢ 8 EL Olivenöl
➢ Salz
➢ Pfeffer

Zubereitung:

1. Zu Beginn die Kartoffeln schälen. Sobald sie geschält sind, Wasser aufkochen.
2. Während das Wasser aufkocht, die Kartoffeln würfeln. Gewürfelte Kartoffeln in kochendes Wasser geben und das Wasser salzen. Kartoffeln kochen lassen, bis sie weich sind.
3. In der Zwischenzeit den Mangold putzen und dessen Strunk entfernen. Grüne Blätter des Mangolds grob zerhacken.
4. Im nächsten Schritt die Zwiebeln schälen und in feine Würfel schneiden. Den Knoblauch auch schälen, dann fein hacken.
5. Einen weiteren Topf nehmen und darin 2 EL des Olivenöls erhitzen. Die Zwiebeln glasig anschwitzen und dann den Mangold addieren. Warten, bis der Mangold zusammenfällt und dann weitere fünf Minuten dünsten.
6. Sobald die Kartoffelwürfel weichgekocht sind, das Wasser abgießen und die Kartoffeln zum Mangold in den Topf geben.
7. Daraufhin den gehackten Knoblauch mit den verbliebenen 6 EL Olivenöl in den Topf geben und mit Salz sowie Pfeffer würzen.
8. Abschließend den Topfinhalt mit einer Gabel oder speziellen Presse pressen und auf Teller verteilen.

Karniyarik – Gefüllte Aubergine (Türkei)

Nährwerte pro Portion: 268 kcal, 16 g KH, 17 g EW, 15 g FE
Punkte pro Portion: 7

Zutaten für 4 Portionen:

- 250 g Hackfleisch vom Rind
- 125 Wasser
- 4 Auberginen
- 4 Tomaten
- 2 Zwiebeln
- 1 Bund Petersilie
- 2 EL Tomatenmark
- 2 EL Olivenöl
- Salz
- Pfeffer

Zubereitung:

1. Zuerst die Auberginen waschen. Den Stielansatz abschälen, aber den Stiel belassen.
2. Nun die Auberginen aushöhlen.
3. Daraufhin 2 EL Olivenöl in einer Pfanne erhitzen und die Auberginen im Öl rundherum anbraten. In eine Auflaufform geben und pro Aubergine oben einen tiefen Schlitz hineinschneiden.
4. Jetzt die Zwiebeln schälen und würfeln. 3 Tomaten heiß kochend überbrühen. Dann deren Haut entfernen und das Fruchtfleisch in Würfelstücke teilen.
5. Anschließend das Hackfleisch im Öl in der Pfanne anbraten. Hier die gewürfelten Tomaten und Zwiebeln sowie 1 EL Tomatenmark hinzufügen.
6. Während der Pfanneninhalt schmort, den Backofen auf 180 °C Umluft vorheizen.
7. Im weiteren Verlauf die Petersilie waschen, trocken schütteln und zerhacken. Die Petersilie zum Pfanneninhalt hinzugeben. Mit Salz und Pfeffer abschmecken und die Masse aus der Pfanne in die Auberginentaschen füllen.
8. Die verbliebene Tomate waschen und scheibenweise schneiden. Jede der gefüllten Auberginentaschen mit ein bis zwei Scheiben Tomaten bedecken.
9. Zuletzt den verbliebenen 1 EL Tomatenmark mit etwas warmem Wasser verdünnen und über die Auberginen träufeln. Auberginen knapp 30 Minuten im vorgeheizten Backofen backen, bis sie fertig sind.

Arabischer Mandelreis (Orient)

Nährwerte pro Portion: 367 kcal, 33 g KH, 10 g EW, 20 g FE
Punkte pro Portion: 13

Zutaten für 4 Portionen:

➢ 500 g Reis
➢ 125 g Mandeln (gestiftet)
➢ 50 g Zwiebeln
➢ 1 Gemüsebrühwürfel
➢ 2 EL Rosinen
➢ 2 EL Weißwein
➢ 1 EL Butter
➢ ½ TL Butter
➢ ½ TL Pfeffer
➢ ¼ TL Zimt
➢ ¼ TL Nelke
➢ ¼ TL Kardamom
➢ ¼ TL Kurkuma

Zubereitung:

1. Zunächst die Rosinen zwei Stunden im Weißwein einlegen.
2. 45 Minuten vor Ablauf der Zeit mit der Zubereitung der anderen Zutaten beginnen: Dabei die Zwiebeln schälen und in Würfelstücke teilen. In einer Pfanne auf 1 EL Butter glasig braten.
3. Danach eine Minute lang Zimt, Nelken, Kardamom, Kurkuma und Pfeffer in der Pfanne mitrösten.
4. Jetzt den Gemüsebrühwürfel mit der in der Packungsvorschrift vorgesehenen Menge Wasser aufkochen lassen. Den Naturreis abspülen und in der Gemüsebrühe 40 Minuten lang garen lassen.
5. Während der Garzeit die Mandelstifte in 1 EL Butter nach eigenem zeitlichem Ermessen rösten.
6. Sobald der Reis fertig ist, sollten auch die zwei Stunden Einlegezeit der Rosinen im Weißwein abgelaufen sein. Die Rosinen mit den gerösteten Mandeln zusammen im fertigen Reis auf einem Teller unterheben. Nach Belieben nachwürzen.

Riblja Juha Fischsuppe (Kroatien)

Nährwerte pro Portion: 595 kcal, 23 g KH, 55 g EW, 26 g FE
Punkte pro Portion: 5

Zutaten für 4 Portionen:

- 500 g Rotbarsch
- 300 g Makrele
- 200 g Kabeljau
- 200 ml Weißwein
- 5 Karotten
- 4 Knoblauchzehen
- 3 Zwiebeln
- ½ Knollensellerie

- 1 Stange Porree
- 1 Bund Petersilie
- 2 Lorbeerblätter
- 3 EL Olivenöl
- 1 EL Tomatenmark
- ½ EL Pfefferkörner
- Salz

Zubereitung:

1. Zu Beginn den Fisch mit Wasser abspülen und grob stückeln.
2. Im Anschluss das Gemüse waschen und in Stücke gleicher Größe schneiden.
3. Dann 3 EL Olivenöl im Topf erhitzen und das Gemüse anschwitzen, sodass es glasig wird. 1 EL Tomatenmark beigeben und anrösten. Daraufhin eine Prise Salz hinzufügen und alles mit Weißwein ablöschen.
4. Im nächsten Schritt die Fischstücke in den Topf geben. Wasser zum Topfinhalt gießen, bis der Fisch gerade so komplett bedeckt ist. Gewürze hineingeben und 5 bis 8 Minuten köcheln lassen.
5. Gelegentlich am Topf rütteln, aber nicht umrühren, da die Fischstücke ihre Form behalten sollen.
6. Nun Petersilie abspülen, trockenschütteln und zerhacken. Die Hälfte davon in den Schüsseln verteilen, in denen das Essen serviert wird.
7. Zuletzt – sobald der Fisch gar ist – die Suppe in die Schüsseln füllen und mit der verbliebenen Hälfte der Petersilie garnieren.

Mediterran und Low Carb!

Sie erinnern sich womöglich noch an den Passus dieses Buches, der Ihnen die mediterrane Ernährung als eine geeignete Low-Carb-Küche – also eine an Kohlenhydraten arme Küche – präsentierte. Die bisherigen Rezepte wurden dem nur zum Teil gerecht, weswegen Sie in diesem Kapitel fünf adäquate Beispiele erhalten, wie konkret in der Praxis die Kombination vom Mediterranen mit dem Ketogenen bzw. Kohlenhydratarmen funktioniert.

Lammtajine mit Okraschoten (Ägypten/Orient)

Nährwerte pro Portion: 343 kcal, 13 g KH, 40 g EW, 14 g FE
Punkte pro Portion: 9

Zutaten für 4 Portionen:

- 700 g Lammschulter
- 500 g Okraschoten
- 400 g Tomaten
- 2 Knoblauchzehen

- 1 Zwiebel
- 2 EL Olivenöl
- 1 EL Tomatenmark
- 2 TL Koriandersamen

- 1 TL Kreuzkümmel
- 1 TL Ingwerpulver
- 1 Msp Safranpulver
- Salz

Zubereitung:

1. Zunächst den Ofen auf 170 °C Umluft vorheizen lassen.
2. Dann die Zwiebel sowie die Knoblauchzehen schälen. Die Zwiebeln halbieren und dann, ebenso wie den Knoblauch, in feine Würfel schneiden.
3. Jetzt die Zwiebelwürfel auf ½ EL Olivenöl in einem Topf dünsten. Im Laufe der Zeit die Knoblauchstücke hinzufügen und solange mit den Zwiebelstücken dünsten, bis sie glasig sind.
4. Daraufhin die Zwiebel- sowie Knoblauchstücke in eine Pfanne geben und in ½ EL Olivenöl sowie mit dem Tomatenmark anbraten. Den Pfanneninhalt verrühren.
5. Im nächsten Schritt die Koriandersamen klein mörsern und zusammen mit Ingwerpulver, Kreuzkümmel, Salz und Safranpulver zur Zwiebel-Knoblauchmischung hineingeben.
6. Die Tomaten waschen, würfeln und im Topf unterrühren.
7. Daraufhin die Lammschulter in mundgerechte Würfelstücke schneiden. Dann salzen und auf ½ EL Olivenöl in einer Pfanne anbraten, bis das Fleisch komplett gebräunt ist. Sollte die Pfanne nicht groß genug sein, das Fleisch portionsweise anbraten.
8. Nun das Fleisch portionsweise zur Zwiebel-Gewürzmischung im Topf fügen und mit den anderen Zutaten vermengen.
9. Das Fett aus der Pfanne mit dem Fleisch wegschütten, aber die Pfanne nicht säubern. Knapp 500 ml Wasser in die Pfanne gießen und durch Schaben die Rückstände loskochen, die geschmacklich noch Einiges zu bieten haben.
10. Den entstandenen Fond in den Topf mit Fleisch und Gewürzen gießen, sodass das Fleisch noch leicht herausschaut. Dann den Topf abdecken und in den vorgeheizten Backofen schieben.
11. Während der Schmorzeit die Okraschoten waschen und abtropfen lassen. Anschließend den Stiel sowie die Stielansätze abschneiden. Auf ½ EL Olivenöl die Okras rundherum rösten.
12. Sobald das Fleisch im Ofen ausreichend geschmort hat, die Okraschoten in den Topf geben, erneut den Topf zudecken und den Inhalt weitere 40 Minuten im Backofen schmoren lassen.
13. Zum Schluss prüfen, ob die Fleischwürfel weich sind. Ist dies der Fall, ist das Gericht fertig.

Alcatra – Geschmortes Rindfleisch (Portugal)

Nährwerte pro Portion: 576 kcal, 15 g KH, 57 g EW, 27 g FE
Punkte pro Portion: 13

Zutaten für 4 Portionen:

- 1000 g Rindfleisch (für Gulasch)
- 750 g Tomaten
- 130 g Speckstreifen
- 150 ml Rotwein
- 2 Zwiebeln
- 2 Knoblauchzehen
- 1 Lorbeerblatt
- 4 EL Olivenöl
- ½ TL Zimt
- Pfeffer
- Salz

Zubereitung:

1. Zuerst Wasser in einem Topf aufkochen lassen. Währenddessen Ritzen in die Tomaten schneiden und die Tomaten mit dem kochenden Wasser übergießen. Nach kurzer Ziehzeit das Wasser abgießen. Haut und Kern der Tomaten entfernen und die Tomaten würfeln.
2. Im weiteren Verlauf das Fleisch waschen und trockentupfen. In Stücke schneiden und beiseitestellen.
3. Dann die Zwiebeln sowie den Knoblauch schälen und in Würfel schneiden.
4. Nun 1 EL Olivenöl in einem Topf erhitzen. Speck, Knoblauch und Zwiebeln im Topf dünsten und danach herausnehmen.
5. Anschließend die verbliebenen 3 EL Olivenöl zum Bratensatz in dem Topf geben und das Fleisch in kleineren Portionen von allen Seiten 5 Minuten scharf anbraten. Mit Zimt, Salz und Pfeffer würzen.
6. Als Nächstes die Zwiebel-Knoblauch-Speck-Mischung beigeben und den Topfinhalt mit dem Rotwein ablöschen. Dann noch die Tomatenstücke und das Lorbeerblatt hinzugeben.
7. Den Topfinhalt aufkochen lassen und bei geringer Hitzestufe knapp 90 Minuten weich schmoren. Gelegentlich umrühren, ansonsten zugedeckt lassen.

Seelachs im Mantel (Italien)

Nährwerte pro Portion: 267 kcal, 1 g KH, 14 g EW, 22 g FE
Punkte pro Portion: 7

Zutaten für 4 Portionen:

- ➤ 4 Seelachsfilets
- ➤ 80 g Mangold
- ➤ 80 g Greyerzer Käse
- ➤ 3 EL Sauerrahm
- ➤ 3 EL Olivenöl
- ➤ Salz
- ➤ Pfeffer

Zubereitung:

1. Zunächst den Seelachs präparieren: Gründlich säubern, trockentupfen und salzen. Zudem mit schwarzem Pfeffer würzen und mit Sauerrahm bestreichen.
2. Auch die Mangoldblätter putzen. Dann die Stiele entfernen.
3. Nun vier Stück Alufolie auf einer Seite großflächig mit dem Olivenöl bepinseln. Parallel den Backofen auf 200 °C Ober- und Unterhitze vorheizen.
4. Dann jeweils zwei Mangoldblätter so auf jede Folie legen, dass sich die Blätter in der Mitte überlappen.
5. Jeweils eine Scheibe Käse auf die Blätter, und auf jede Scheibe Käse wiederum je ein Seelachsfilet legen. Dann die Blätter über dem Fisch zusammenklappen und mit der Alufolie wie eine Rolle umwickeln.
6. Die umwickelten Fischfilets in einer feuerfesten Form zum Backen in den vorgeheizten Ofen geben, diesen vorher auf 180 °C reduzieren. 25 Minuten backen lassen.
7. Im letzten Schritt den gebackenen Seelachs im Mantel aus der Folie nehmen und servieren.

Hähnchenspieße mit Mandeldip (Orient)

Nährwerte pro Portion: 593 kcal, 10 g KH, 33 g EW, 45 g FE
Punkte pro Portion: 14

Zutaten für 4 Portionen:

- 500 g Hähnchenbrustfilet
- 80 g Mandeln (gemahlen)
- 3 Zucchini
- 3 Knoblauchzehen
- 1 Zitrone
- 9 EL Olivenöl
- 1 EL Apfelessig

- 4 TL Kräuter der Provence (Kräutermischung)
- 2 TL Dijonsenf
- 2 TL Honig
- Salz
- Pfeffer

Zubereitung:

1. Zunächst die Zitrone putzen und die Schale in ein Schüsselchen abreiben. Dort den Saft der verbliebenen Zitrone hineinpressen.
2. Jetzt den Knoblauch schälen und zwei Zehen in das Schälchen aus Schritt 1 auspressen. Die verbliebene Knoblauchzehe zur Seite legen.
3. In das Schälchen auch die Gewürze, den Senf und 5 EL Olivenöl geben. Den Inhalt mit Salz und Pfeffer würzen und alles miteinander gründlich vermischen.
4. Nun das Fleisch waschen und trockentupfen, würfelweise schneiden und in der Marinade aus dem letzten Schritt wenden. Zuletzt für knapp eine Stunde im Kühlschrank einlegen.
5. Während der Einlegezeit den Mandeldip vorbereiten. Dazu Mandeln fettfrei bei hoher Hitzestufe in einer Pfanne rösten. Sobald die Mandeln gebräunt sind, mit 150 ml Wasser ablöschen und Honig, Apfelessig sowie die übrigen 4 EL Öl hinzugeben.
6. Jetzt die verbliebene Knoblauchzehe zum Pfanneninhalt dazu pressen. Mit Salz und Pfeffer abschmecken und abkühlen lassen.
7. Daraufhin die Zucchini waschen und der Länge nach in dünne Scheiben schneiden. Diese müssen so dünn sein, dass die Scheiben sich aufrollen lassen. Die Zucchini-Röllchen abwechselnd mit dem Fleisch aufspießen.
8. Im letzten Schritt die Pfanne mit etwas Olivenöl erhitzen und bei mittlerer Stufe die Spieße beidseitig knapp vier Minuten braten. Sobald das Fleisch gar ist, ist das Gericht fertig.

Zoodle-Hähnchenpfanne (Italien; mutmaßlich)

Nährwerte pro Portion: 417 kcal, 8 g KH, 36 g EW, 26 g FE
Punkte pro Portion: 10

Zutaten für 4 Portionen:

➢ 400 g Hähnchenbrustfilet
➢ 200 g Bruschetta-Quark
➢ 60 g Tomaten (getrocknet, in Öl)
➢ 60 g Parmesan (gehobelt)
➢ 8 Oliven (grün)
➢ 8 Oliven (schwarz)
➢ 2 Zucchini
➢ 1 Knoblauchzehe
➢ 3 EL Olivenöl
➢ Salz
➢ Pfeffer

Zubereitung:

1. Zuerst das Hähnchenbrustfilet waschen und trockentupfen. Dann das Filet würfeln und auf 1 EL des Olivenöls in einer Pfanne fünf Minuten lang braten. Danach herausnehmen und beiseitestellen.
2. Im nächsten Schritt den Knoblauch schälen und Saft auspressen. Die Tomaten und die Oliven in Scheiben schneiden.
3. Danach die Zucchini waschen und der Länge nach sehr dünn schneiden. Es sollte Spaghetti-ähnlich aussehen.
4. Nun die entstandenen Zoodles mit Knoblauch sowie restlichem Öl in das verbliebene Bratfett geben. Auch die Hähnchenstücke beigeben und den Inhalt anbraten.
5. Im Anschluss den Bruschetta-Quark, die Tomaten sowie die Oliven in der Pfanne unterheben und alles kurz erhitzen. Zu guter Letzt die Zoodles salzen und pfeffern.
6. Schließlich alles mit Parmesan bestreuen und genießen.

Schlusswort

Ein Plädoyer für die Mittelmeer-Kost wäre ein langer Vortrag mit einer Reise durch die Geschichte und mit leidenschaftlicher Fürsprache für Frische und Kreativität in der Küche. Möglicherweise würde es in den 50er Jahren im Fischereihafen von Marseille beginnen, an einem der vielen Strände Griechenlands auf einer Hängematte oder vor den Toren Alexandrias in Ägypten, umgeben von Bananenstauden und Pyramiden. Wie auch immer es ausfiele: Es wäre ein verzauberndes Plädoyer, welches sämtliche Hörer in seinen Bann ziehen und für die mediterrane Kost begeistern würde. Das Plädoyer hätte die Macht, Familien und Freunde an Tischen zu vereinen und alle bei schallendem Gelächter mit einem kleinen Raki laut „Salut" rufen zu lassen. Mit dem Plädoyer würden immer mehr Personen den schlechten Gewohnheiten entsagen, die im heutigen stressigen und von Ablenkungen durchzogenen Alltag auftreten. An deren Stelle würde ein gesundheitsförderndes und unter Umständen langes Leben treten, welches Einsamkeit und Depressionen mehr als nur den Kampf ansagt.
Was für ein Plädoyer wäre das?

Hoffentlich haben Sie ein solches Plädoyer in diesem Buch phasenweise gespürt – mit all der Leidenschaft vorgetragen – um Ihnen das wichtige Gefühl zu transportieren, dass die Mittelmeer-Ernährung einen bisher unerfüllten Teil Ihres Lebens umkrempeln und erfüllen kann. Ergänzt um das richtige Sportprogramm und bei Einhaltung eines Kaloriendefizits, sind die Möglichkeiten durch eine mediterrane Kost zur Förderung der eigenen Träume und Wünsche nahezu unbegrenzt.

All die Träume, dies sich hinter einer Diät verstecken – mehr Zufriedenheit mit der eigenen Figur, höheres Selbstbewusstsein, flexiblere Möglichkeiten bei Kleidung und Alltagsgestaltung, Entspannung und Sorgenfreiheit – bleiben bei so vielen anderen Diätformen leider außen vor. Stattdessen dominieren die starren Auflagen, die Ihnen eine Entbehrung nach der anderen entlocken. Phasenweise erscheint es wie ein strenger militärischer Aufmarsch, der den Anwender nur hoffen lässt, dass es bald vorbei ist.

Die mediterrane Ernährung bringt Sie jedoch ans Ziel, noch bevor Sie dort überhaupt angekommen sind. Bereits zu Beginn heißt es: Das Essen und das Leben genießen! Mit dem Genuss kommt das Erreichen des Ziels automatisch. Die Auflagen sind lediglich eine negative Kalorienbilanz zum Abnehmen und die Auswahl frischer Lebensmittel. Einfacher kann sich eine Diät kaum gestalten. Nun verbirgt sich im Detail noch etwas mehr hinter den Auflagen, doch all die wichtigen Umsetzungshinweise haben Sie in diesem Buch gelernt: Sport integrieren, wo, wann und wie auch immer möglich. Dabei sind wir sogar etwas in die Tiefe gegangen, sodass Sie mit Ausdauersportarten, Fitness und Schwimmen sowie

Sportempfehlungen bei Krankheiten und Sportarten im Sitzen Ideenanreize erhalten haben, die weit über das normale Maß hinausgehen. Gleiches – eine große Menge an Vorschlägen und Erläuterungen – ist Ihnen ebenso zugekommen, als Sie wichtige Hinweise zur Bereicherung Ihres Lebens erhalten haben. Hier ging es um Achtsamkeit, Familienereignisse und Wellness, um nur einige Komponenten eines entspannten, erfüllten und wohltuenden Lebens zu erwähnen. Aber über allem standen natürlich die vielen Infos über die mediterrane Kost.

Nun liegt die Umsetzung dieses Wissens an Ihnen. Seien Sie entschlossen und gehen Sie die Sache an. Sie müssen NICHT, wie bei einem Großteil der Diäten das Schlimmste fürchten und den Countdown bis zum Ende der Diät zählen. Stattdessen dürfen Sie sich freuen und den Countdown bis zum Beginn der Diät zählen.

Sagen Sie „Ja" zum Leben, zur Freude und zum Genuss!

Zeigen Sie sich selbst durch eine hochwertige Ernährung und reichlich Erholung, wie wertvoll und wunderschön Sie sind!

Starten Sie durch in Richtung Ihrer körperlichen Ziele und erreichen Sie diese mit all dem Spaß und all der Abwechslung, die Ihnen die mediterrane Kost bereitstellt!

Legen Sie los, ohne Hindernisse und Haken zu fürchten, wie man dies oftmals tut; denn bei dieser Ernährungsform wartet das pure Leben auf Sie!

Beginnen Sie JETZT!

Quellenverzeichnis

Literaturquellen:

André, J.-L.; Mallet, J.; Sudres, J.: *Frankreich – Eine kulinarische Reise*. München: Droemersche Verlagsanstalt Th. Knaur Nachf., 2002.

Harris, A.; Loftus, D.: *Istanbul*. München: Dorling Kindersley Verlag GmbH, 2014.

Lauren, M.; Clark, J.: *Fit ohne Geräte – Trainieren mit dem eigenen Körpergewicht*. München: riva Verlag, 2018.

Lingen Verlag: *Mediterran kochen*. Köln: Lingen Verlag, 2005.

Moestl, B.: *Shaolin – Du musst nicht kämpfen, um zu siegen*. München: Verlag Droemer Knaur, 2008.

Poggenpohl, G.: *Türkische Küche – traditionell und fantasievoll*. Reichelsheim: EDITION XXL GmbH, 2004.

Zogbaum, A.: *Provence – Kräuterküche aus dem Süden*. Lenzburg: Midena & Fona Verlag GmbH, 2001.

Online-Quellen:

https://der-arzneimittelbrief.de/de/textdateiupload/1999,33,74_306.pdf

https://www.pharmazeutische-zeitung.de/inhalt-21-2005/titel-21-2005/

https://www.aerzteblatt.de/nachrichten/64141/Studie-Mittelmeerdiaet-mit-Olivenoel-schuetzt-vor-Brustkrebs

https://www.bmj.com/content/349/bmj.g6674.long

https://www.medmix.at/studie-bestaetigt-dass-mediterrane-ernaehrung-gesund-ist/

http://www.medical-tribune.de/medizin-und-forschung/artikel/
mediterrane-diaet-staerkt-morsche-knochen/

https://www.netzwerk-osteoporose.de/wp-content/uploads/2007/01/Aktuelles_2012_Oktober_
Cordis_2_Olivenoelreiche_mediterrane_Ernaehrung_kann_Knochen_schuetzen.pdf

https://www.eurekalert.org/pub_releases/2006-06/uom-wwc060106.php

https://www.fischinfo.de/index.php/verbraucher/
ernaehrung-gesundheit/103-gesund-und-fit-mit-fisch/78-seefisch-kann-jodmangel-ausgleichen

https://www.milch-guide.de/schafsmilch.php

https://www.gesundheit.de/ernaehrung/lebensmittel/gemuese/tomaten

https://www.welt.de/kmpkt/article167226574/Mit-diesen-6-Nuessen-isst-du-dich-fit-und-gesund.html

https://www.welt.de/gesundheit/article108526775/Gesunde-Wirkung-von-Knoblauch-oft-
ueberschaetzt.htmlb

http://www.pan-germany.org/download/Vergift_DE-110612_F.pdf

https://www.spektrum.de/news/fertigprodukte-sind-ungesuender-als-frische-lebensmittel-aber-sie-
schenken-uns-freiheiten/1514849

https://www.wissenschaft-im-dialog.de/projekte/wieso/artikel/beitrag/
wieso-ist-zu-viel-salz-schaedlich-fuer-den-koerper/

https://www.freibeuter-reisen.org/tsipouro-und-leckere-griechische-kueche/

http://webcache.googleusercontent.com/search?q=cache:WjhEsbTnlToJ:https://www.dw.com/de/
italien-keine-lust-mehr-auf-mediterrane-k%25C3%25BCche/a-17055765&hl=de&gl=de&strip=1&vw
src=0

https://www.erlebe-fernreisen.de/blog/streifzug-durch-marokkanische-kueche/

https://www.aerzteblatt.de/nachrichten/80678/Ketogene-Diaet-reduziert-Entzuendungsreaktion-im-
Gehirn

https://www.lebensmittel-bestellen24.de/frische-lebensmittel

https://www.bzfe.de/_data/files/3488_2017_saisonkalender_posterseite_online.pdf

http://www.stylejournal.de/gesundheit/ernaehrung/frische-lebensmittel

https://www.eucell.de/anwendungsgebiete/sport/sportliche-betaetigung-wirkungen-auf-den-koerper.html

https://www.t-online.de/heim-garten/wohnen/id_51190436/mit-dezenter-beleuchtung-fuer-eine-schoene-atmosphaere-sorgen.html

https://www.n-tv.de/wissen/Langsam-Esser-werden-seltener-dick-article20285878.html

https://www.kindergesundheit-info.de/themen/ernaehrung/gesundes-ernaehrungsverhalten/familienmahlzeiten/

https://www.medizinpopulaer.at/archiv/bewegung-fitness/details/article/mit-sport-gegen-stress.html

https://www.metabolismjournal.com/article/S0026-0495(10)00054-5/fulltext

https://www.elle.de/7-fitnessuebungen-auf-dem-buerostuhl-254745.html

https://www.fitforfun.de/sport/weitere-sportarten/buero-workout-training-on-the-job_aid_6523.html

https://www.welt.de/gesundheit/article112636266/Fettabsaugen-ist-nichts-fuer-Uebergewichtige.html

CPSIA information can be obtained
at www.ICGtesting.com
Printed in the USA
BVHW011022130720
583614BV00006B/77

9 781647 800406

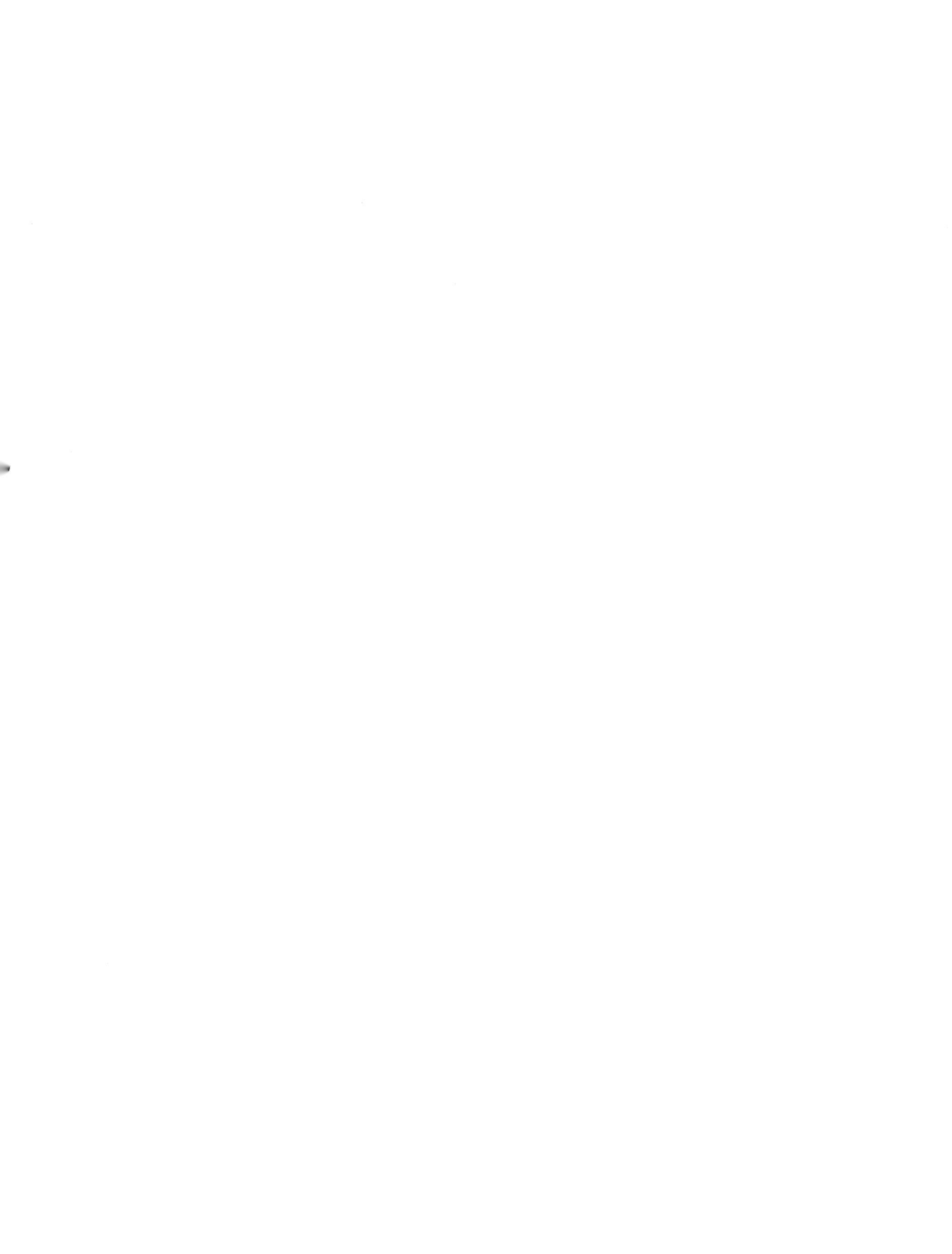